U0546218

臨證特殊案件之經過及治驗

惲子愉 著

Ainosco Press

目　錄

緣起...i

第五版前誌..iii

推薦序..v

序言...vii

1980 年以前　　案例 1...1

案例 2...4

案例 3...7

案例 4...9

案例 5..12

案例 6..15

案例 7..19

案例 8..23

案例 9..26

案例 10..29

案例 11..32

案例 12..34

案例 13..38

案例 14..42

案例 15..45

案例 16..48

案例 17..50

案例 18..52

案例 19..54

1981 年	案例 20	57
	案例 21	59
	案例 22	61
	案例 23	63
	案例 24	65
	案例 25	68
	案例 26	71
	案例 27	73
1982 年	案例 28	78
	案例 29	81
	案例 30	84
1983 年	案例 31	86
	案例 32	88
	案例 33（台中）	90
	案例 34	94
	案例 35	96
	案例 36	97
	案例 37	100
	案例 38（台中）	102
	案例 39	104
	案例 40	109
	案例 41（台中）	111
	案例 42（台中）	114
	案例 43（台中）	118
	案例 44（台中）	120
	案例 45（台中）	123
	案例 46（台中）	126

	案例 47...129
	案例 48（台中）...................................132
	案例 49...135
	案例 50（台中）...................................137
	案例 51（台中）...................................138
1984 年	案例 52...141
	案例 53（台中）...................................143
	案例 54...144
	案例 55...146
	案例 56（台中）...................................149
	案例 57（台中）...................................150
	案例 58...152
	案例 59...156
	案例 60（台中）...................................158
	案例 61...160
	案例 62（台中）...................................163
	案例 63（台中）...................................165
	案例 64（台中）...................................167
1984～1985 年	案例 65...169
1985 年	案例 66...171
	案例 67...173
	案例 68（台中）...................................175
	案例 69（台中）...................................177
	案例 70...179
1985～1986 年	案例 71...181
	案例 72...183
1986 年	案例 73（台中）...................................185

案例 74..187
案例 75..190
案例 76（台中）....................................193
案例 77..197
案例 78..199
案例 79..200
案例 80..202
案例 81..204
案例 82..205
案例 83..209
案例 84..212
案例 85..216
案例 86..218
案例 87..220
案例 88..221
案例 89..223
案例 90..225
案例 91..227
案例 92..230
案例 93..232

醫案索引..233

緣起

　　感謝多年來支持「惲子愉醫學系列叢書」的讀者和好朋友們，在 2020 年春天，我們決定重新整理出版這套書，由王世興醫師、惲純和醫師、葉姿麟醫師和華藝數位股份有限公司學術出版部的同仁就內容及索引，以當代學術出版的方式，一字一句地校對調整，並陸續交由華藝數位股份有限公司發行。

　　這套著作是對傳統中醫最重要的幾部典籍用現代醫學理論提出獨到的註解，其中《臨證特殊案件之經過及治驗》一書包含了作者卅多年行醫生涯精彩的病例分享及說明，希望藉由這次的重新出版，可以為苦於尋找傳統中醫與現代醫學之間連結的中醫同好們提供一盞明燈，以求達到知識學問的傳承與推廣傳統中醫現代化的目的。

第五版前誌

本書常為讀者所不滿的，是沒有將病名列在前面的目錄上，以致查詢的時候相當費力，由於病的名詞極為難定，如果往陰陰陽陽著手，寫比不寫更壞，如果列成現代的病名則也未必一定「準確」，各持己見橫生爭辯與口實，所以不列在前面目錄上，而附在後面的索引上作參考。其實真正治病的高招，在於對病人個別病史的詳細研究，推理準確，否則一切脈搏舌苔，甚則實驗數據、X 光、同位素掃描，也只能做參考，並非鐵定，除了列附錄於後之外，錯字也儘量使之改正，以饗敬愛的讀者。

憚子愉　敬識

1990 年 8 月 3 日

推薦序

　　中醫學之所以能源遠流傳，是由於歷代先賢在既有的中醫思想基礎上能突破創新，言前人所未曾言，敢言人所不敢言。惲師子愉，於中醫學理論的見解主張跟臨症案例，無疑地在當代中醫是一項偉大的突破與創新。其所主張「病無陰陽表裡、藥無寒熱溫涼」，實為一創新的見解。這主張並不違反傳統中醫精神，相反的是回歸真正古中醫的精髓，讓學者能擺脫傳統窠臼，勇於探索中醫的微言大義，而不會故步自封。

　　愚於 1987 年起從師問學，受其傳授啟迪，惲師於課堂上常教導：「該探討的不是只在守傳統或只尊古法，重點在病生成背後的機轉（mechanism），且要有生成的證據為基礎」，提倡中醫思想要建築在實證醫學上。此外常說要以病人為主體不要只談病，要病加人一起看。這些不僅是歷代中醫的核心，也是現今醫學教育所重視的改革。惲師所倡導的中醫思想不僅早已成一家之言，且賦予傳統中醫新時代的生命。

　　所著《中國醫學基本觀念導論如何選擇治療概論》、《傷寒論之現代基礎理論及臨床應用》、《臨證特殊案件之經過及治驗》、《溫病涵義及其處方述要》、《內經素問真相之探討》、《金匱要略新論》，無一不是這種思想的延伸與見證。更重要的是，從當中可窺得惲師對中國醫學思想教育的熱忱跟執著。著作最大特色是表面上不像傳統中醫，骨子裡充斥著千百年古老中醫質樸生命靈氣精華，且是老古中醫學架構蘊含新生命，使中醫能夠與時並進，雖哲人日遠，典範仍在。

惲師子媳惲純和醫師與葉姿麟醫師，秉先師對中醫思想再教育的大志，不藏私地讓這系列精采的思想，重新付梓且增加方便的電子書，嘉惠讀者。相信不用很久，這套叢書將會再次為傳統中國醫學思想注入彭湃的生命力且在海內外廣為流傳。

晚　曾慶暉

2020 年 11 月初於新竹敬上

序言

　　在臨診方面，中醫的望聞問切是常規作業（routine），西醫的聽診、叩診、觸診以及視診同樣地也是常規，在特殊的個案中，常規的檢查及診斷，很少能派上用處，又有甚者即使是實驗室生化數據（laboratory finding），甚至 X 光片、超音波（echography）、同位素掃描（radio isotope scan）及電腦斷層（computed tomography, CT）設無正確的觀察，精密的思考，也未必能找到精確的答案，其解釋不同，結果自然就發生了差異，我曾經聽過一位非常有名的作家說如果一個醫院有極精密先進的儀器，有足夠的數據，有體貼入微的護理服務，假如沒有高明的醫師能作綜合的判斷，那麼這醫院是無法治病的，有鑑於此，判斷的過程必須對病人的情況極為瞭解，所有的設想必然絲絲入扣，符合事實，如此合情合理的分析、思慮之下，用藥處方乃能無往而不利，否則即使小病如傷風、感冒也未必能如意治愈，更何況極難治的病。

　　正由於是複雜的個案，情形極為特殊，往往牽連的範圍很廣，屬於多種多項性，所以實在無法分門別類，尤其是無從冠以任何名詞，名字本由人定，道可道非常道，名可名非常名，而且無名者天地之始，名字並不重要，最重要的是正確把握病的機轉，所謂知機善變，方克有成，故而本書所述的案例，力求經過詳細，裨有蹤跡可循，切脈、候舌不過是其中之一類而已，並不包括全部，古人亦云合色脈可以萬全，古聖治病初不一定限制於此道也，本書的案例均為絕對誠實的事實，由於患者有隱私權，醫生有保持秘密的義務，故而只書姓氏，讀者要知道的是如何把握治病的先機，能得到確切的效果，如果我說是某某病，則列位醫科諸君子認為非是某某病，為病名而爭執，失去了目的和主題，故而不敢造次，由讀者自己決定即可，此其一。復次處方

用藥我亦不能說某某藥對某某病或某種情況有何等影響，何等好處，否則研究藥物的諸君子便可引經據典一一駁斥，於是又要生爭端，坦白的說，西藥的藥理學非常嚴格更且頭頭是道，但是阿斯匹靈用之久矣，一直沿用了五十多年，現在方知其對致痛的 prostaglandin 有拮抗作用，當時抗生素初發明時的盤尼西林（penicillin），只知能抗殺細菌，其藥理作用，也是以後再補上去的，西藥尚且如此，更何況中藥，現在雖然有很多人士尤其是日本方面研究很下功夫，藥物的論文常常出現在雜誌上，但是至少到現在為止，對臨症而言尚有一段距離，否則日本的漢醫學家專用成方以治病，甚則不敢加一味、減一味，藥理作用如果明確澈底亦即可以靈活應用了，又何必一定如此，再者本書所處之方亦不敢自己擅自冠上何方云云，蓋每張方皆有其名，從古至今方之名稱千千萬萬已經記不勝記了，對症用藥即可，如果曾看過拙著之《傷寒論之現代基礎理論及臨床應用》，本書不過是此《傷寒論之現代基礎理論及臨床應用》的推廣，若能把握《傷寒論》治病的原則，那麼對本書自然漸有認同，至於靈活應用，初並不一定要開相同或相似之方，原則既明，一切均可迎刃而解，重要的還是細心分析病的經過，才能有所發揮，此其二。

　　本書所列案例均為有始有終，澈底追尋治療的結果，對讀者絕對有交待，絕不會無由而終，其中無法追蹤的案例只有七、八個，但即使在九十三個案例中的七、八個案例，仍然是治療成效已達百分之八十以上幾近全愈，而後病人不來亦無消息，雖追蹤無法，至少在實例治療上大致可決定一斑，否則即不錄於此矣。

　　行醫近二十餘年，所見之案例很多，都是隨手開方未曾留底，幸承連讚興先生歷年以來對我治療的紀錄保存得非常完備及詳細，設無連先生則我這書無法出版，在台中的案例是由王世興醫師所記錄及保存，一併在此誌謝。

　　本書匆促付印舛誤之處尚祈大雅君子不吝賜教，本人將感激不盡，本應在此結束了，但有一事不得不言者，中醫學治療主題與方法均與現代醫學不盡相同，現代醫學學者都是將某種中藥細心分析，希望能得到有效成分，以便治某病云云其實與中醫學的處理原則頗有距離，中國醫學因人因時因地而

異，其重點在方劑，不在單味藥，而方劑亦非必要一定是某種組成，可以隨症加減以達到治病目的之一種方式及手段，還是以人以病為主，藥是因之而來的，有時不用藥亦能治病，有時還比用藥更高明，等於下象棋，沒有人會去研究車馬炮是什麼道理，必須放在棋盤上對棋局各方面都有影響時，才能談得出道理來，否則沒有意義，其值得研究考慮者勢也非藥之本身，所謂勢乃某物在某種環境中所占之比例，影響力如何，徒自拼命研究某物如何云云，好像仍然少了些憑藉，故而在此附上一筆，庶幾對中醫學之真相有所幫助，使人得以明瞭乎。

惲子愉　謹序於自寓
1986 年 5 月 26 日

1980 年以前

案例 1

　　時間已經記不清楚了，大約十五、六年以前，我剛來台中教書不久，課畢將乘車回台北，那時候還沒有高速公路，普通公路行車很慢需四個小時才能抵達台北，火車較快，但火車的時間起起落落需要等很久才能等到班車，我很無聊便呆坐車站附近一家中藥店內，藥店老闆彼此極為相熟通好，時值嚴冬路上寒風列列，隨手捧一杯新泡的熱茶聊天等車，當時玻璃門一開闖進一位先生，滿面病容，嗆咳不已，店老闆娘立刻道，惲老師在何不請他看看，好在呆著枯坐不如看看也好。

　　此人姓黃從 6 歲出麻疹後就一直咳嗽，遇到冬天則咳嗽加劇，已經連咳了三十年，他的父親是一位醫生，是當年日治時代，台北帝大醫學院畢業，前年已經過世，面對愛子咳嗽竟連咳三十年毫無辦法，更番迭請中西名醫遍嚐人間甜酸苦辣之藥，咳嗽依舊故我，且漸漸變本加劇，其人面色臘黃，形容憔悴，衣衫襤褸，據說經商失敗，形神蕭索，每講三、二句話必間以咳嗽一、二聲，面對如此病人，要加以治療當然要花一番腦筋，望聞問切，望聞二字前敘已交代了一半，今再繼續問切以求合色脈可以萬全並非徒恃候脈可以看病，舌絳紅中有白苔，脈細微而數，都不能算證據，舌絳紅證明其人有神經質，而且水分（亦即體液或電解質之調節不平衡）調節不良，冬天這種情況很多，不能依之為根據，脈細而數，此人本來神經緊張，情緒不良，境遇不佳，復加以連連咳嗽又剛從外面寒風中進入店內，末梢血管本來冬天極易收縮，中樞血液相對略增則自律神經略有變遷故畏冷。而腸子中多氣體，致橫膈膜上升下降略受阻礙，且加上以上種種條件亦不夠作憑證，望聞問切均欠有利證據，當然你可以說他是陰虛體弱過敏之咳嗽用養陰之劑，但是我想咳了三十年，三十年中當然看過西醫、中醫，難道如此簡單的診斷中醫都不懂，

則未免太小看中醫了，服藥無效是事實，望聞問切大概也就是如此了，但是如何處方治療呢？

追根究柢還應該從麻疹一病開始著手，在西醫書上雖然對發病的過濾性病毒以及如何感染過程述之甚詳，但是究竟病毒如何進入細胞用什麼方法可以治愈，則付之闕如，中醫書籍認為是胎毒屬先天性當然是無稽之談，藥方之治療汗牛充棟卻使人不知何去何從，總而言之單憑書籍實不足以認識麻疹，更遑論治愈，讀書治學不過是給人多加思考的材料，並非能得到真正妙諦，亦不能得到要領所在，故必須對麻疹具有事實上澈底的認識，此病是傳染性固無可置疑在發病之後發疹現象非但在皮膚上更在氣管腸胃黏膜上須一一從皮膚透發，而透發亦有條件必須在周界空氣中的溫度較高濕度較潤方為有利，此一點中西醫書都未論及但事實極為重要，透發後則一切緩解，若透發不良乃生後遺症，我更想到我自己有一位舅父小時候生麻疹，這當然在民國初年的事情因為治病不良而成啞吧，乃至終生殘廢，我外祖父只能讓他進聾啞學校，以後便靠畫圖廣告設計維生，又憶及我剛到台灣的未久，那時候台北總統府尚有三軍球場，而球場後面都是貧戶的違章建築，有一友人之妻知我能醫，抱來一個小男孩說是隔壁賣燒餅師父的兒子，母親亡故，只有後娘，因生麻疹無人照顧如今已經變啞吧不能發言有一星期了，有鑑於我舅父的慘劇，我根據以上的原則立刻用西洋參三錢、麥冬四錢、枇杷葉三錢、北沙參四錢、黨參三錢、茯苓三錢、焦白朮三錢、甘草一錢，蓋此時麻疹雖然已透喉頭及耳咽管附近的黏膜（mucosa）及分泌 mucin 均已變化，當用中醫所說的滋陰清肺藥為主二方之後小兒便能講話，以上所述都是事實，從事實的確認得到的真理，並非讀書可以遽得，此人的咳嗽由麻疹而得便能確認，不必大談病理，無須泛論陰陽，此人的麻疹發在三十年以前，未得結果，可知一切現成的成方無效，現成的醫書上不論中西醫籍均無法得到坐實的證據、有效的治療，中醫的所謂養陰藥，可能早已有人用過，當然無效，清肺的藥，亦復如斯，要處方有效，必須對病的現象及事實有較精細的認識，此病之可以咳嗽三十年的原因是喉頭黏膜因疹子而過敏，而延及耳咽管可能耳前庭區節，對腦神經亦受波及故無法治療。

於是再問他，耳朵是否常常發癢，發癢便咳嗽。答云耳朵不發癢但耳垢很多，都是像乾枯的表皮一樣，如此則真相大白，便可處方，醫者的思路歷程，應該不厭其詳的如此表達方能使讀者真正明瞭，方能把握治病的機會，否則寥寥數語，交待不清，率而處方，如此醫案，對讀者幫助不多。茲不復贅乃談處方：

白木耳三錢　麥冬三錢　川連一錢　黃芩四錢　黃柏一錢半　赤白芍各一錢半　陳阿膠三錢半　雞子黃二隻　蟲草四錢

囑連服三劑，一星期後霍然全愈。幾乎不再嗆咳，隔兩星期，約定再來藥店診治，再處方：

黃耆三錢　當歸二錢半　陳皮一錢半　柴胡二錢半　甘草一錢半　升麻二錢半　西洋參四錢　麥冬四錢　鼎上血茸三分　分三次沖雞子黃二枚　陳阿膠二錢半

從此不咳，且耳垢亦漸漸減少，乃至於無，同時全愈，福至心靈，經商漸漸改善有成。

第二次的處方，是針對喉頭黏膜改善之後必須加以活力，因為咳嗽三十年，喉頭肌肉及甲狀腺均有變化，趁此機會一舉兩得，促使肌肉能量及彈性都恢復而收其全功。

由此可知，醫生非但要讀書，不是光拿讀書多來唬人，若對事實不能認清，亦是枉然也。

案例 2

　　在十二年以前，我從醫院出來，獨自開業，在當時全台灣第一棟建立的大廈式房屋，即在信義路三段師大附中對面的玫瑰大廈底樓租了一間房屋勉強開業。雖然有服務的熱忱，但是社會上是講知名度的，知名度不高病者寥寥，總是整天看不到一二號患者，多餘時間，便拼命讀書及思考。

　　行醫近兩年，時值黃梅天氣，細雨綿綿濕度很高，氣壓又低，在某天上午十一時左右有二位訪客，一位是忠厚的老者年約 60 餘歲，另一位約 40 多歲像商人的模樣，據說是學生介紹希望我出診到忠孝東路的中 X 診所去診治這位老先生的兒子。病者約橫 30 歲左右，是成功大學理學院畢業的，極為用功勤勉，除了白天教書之外，晚上仍兼差夜校教席，在兩星期之前，晚上教書返家，值逢大雨，全身淋濕，回家後就吃宵夜洗澡，翌晨便發燒，視線模糊不清楚，在台南某醫院治了一個星期，寒熱始終不退，家屬驚惶不已，乃特地北上住有名的中 X 診所，當時可以說是相當一流的醫院了，在該醫院中住了一星期變成雙目只能直視，兩旁之物都不能看見，一片漆黑。更劣者寒熱始終不退，但比當時北上時，略為低些，熱度始終弛張不已，零零星星，並無規則，有時高，有時低，神志尚稱清楚，有時有些模糊，醫院用腦部血管顯影術，X 光照見在右側顳葉部血管模糊不清，似有一物疑為瘤腫（tumor），必須開刀治療，病家知其嚴重性乃求治於我。當時 CT 以及 echography 亦即所謂電腦斷層掃描及超音波掃射，尚未廣泛應用，或者可能尚未發明，此張照片我亦曾仔細看遍 X 光上的顯示雖然如此，只可能間接地證明此處有阻塞或者有壓力，說是一定有瘤腫必須開刀診治，那就未免太匆促了，用電筒照患者的瞳孔，反射速率較慢，但並非毫無反射、脈搏遲緩，病者常苦頭重胸悶，若說是瘤腫，何以此瘤腫只有三星期便發展得如此之速，這似乎不可能，若說眼球內側可以看得見，外側不能見，當然是腦中有壓力，尤其是在視神經交叉處（optic chiasm），應無疑問，X 光血管顯示時該處不能由顯影術顯出血管的部位，似乎在膝狀體（geniculate）附近的解剖部位，何以會如此，實在值得深思推敲。因而思及若腦底處浮腫亦可致此。浮腫的

高低，端視腦中的電解質鈉（Na⁺）、K⁺與水分有密切關係，有時Na⁺ > 水，有時則水多於Na⁺，醫院的常例（routine）即病人進院立刻注上點滴，既然有熱度在發燒則點滴（I.V. drip）自然連續不停。因詢問病者之妻，因為她一直在旁邊看護其丈夫，點滴打了幾瓶，答道：自從進院以來，每天一至二瓶從未間斷。天氣濕度高，患者又因冒雨而致病，視物模糊，胸中發悶，皮膚之蒸發力，因氣壓低濕度高而降低，水分在體中積聚，乃至發燒纏綿不已。X光之判斷，只能斷定有壓力，水腫有壓力，瘤腫也有壓力，似乎水腫為近，瘤腫在三星期內形成如此大的壓力，似乎可能性較小，蓋何其速也。尤有進者，大量點滴，注入靜脈，靜脈血管床（vascular bed），壓力大增，大靜脈回流因而較平時為緩，此乃水分太多之濕症也。天時、地利都屬黃梅天，霉濕異常不能蒸發以去水，復加人事之大量點滴，所以小便雖然正常，而口奇乾、汗奇多、水分多致使細網狀組織抗病力（resistance of reticuloendothelial system [RES]）大降，發熱連綿不斷，又因水分多，亦即濕重，故發熱又不致於太高。

但是還有一個問題不能解決者，何以兩眼只能直視，須知所以致此之原因大概有二：

一、本為感冒，感冒之所以發作乃是濾過性病毒為患，濾過性病毒對神經之侵犯力甚強，感染上行，必然入腦。

二、體內水分不平衡，水分多乃至電解質如Na⁺之濃度無形中降低，則水分外滲及於組織，微血管回收力亦降低則浮腫。在腦部構成輕度浮腫，若在耳蝸、半規管之淋巴液發生變化，流量降低，病者位置感不平衡，可以頭昏得天翻地覆，亦即《傷寒論》所謂振振欲擗地者，假令浮腫處在耳咽管亦有上述的現象，不過程度較為輕微而已。假令浮腫處在視神經交叉處，當然亦可以發生，病者目前之症象，病情真相明瞭，處方自然而出因為之處方：

生薑一錢　乾薑一錢　熟附塊二錢半　焦白朮三錢　蒼朮四錢
原白芍四錢　赤芍四錢　帶皮苓四錢　五苓散六錢　川貝母一錢
大棗五個　蔥白七枚

囑服兩劑，以後不必再出診，前來改方即可，兩天之後，病情大為改善，雙目能轉動，兩側物都可看得見，燒也退清，但略感軟弱。乃用前方酌量加人參鬚、明天麻各三錢，三劑之後霍然全愈，乃退院回台南。一年之後追蹤詢問其親友北上診治者云：一切正常且身體以前體弱多病，而今強健勝過往昔。

綜合以上所述，可以知道腦血管顯影術（cerebral angiography）雖然不及CT掃描如此清晰可見，也可以說是相當明顯了，它能給予我人確切的資料（information），但必須與事實相符合，而事實則每一個病人，所遭遇的各不相同，如果不能與臨床事實，相互配合，則非但不足以治病，反而越檢查，歧路越多，疑竇叢生，變成成事不足，敗事有餘了，其實即使CT掃描，也須對事實，症象絲絲入扣，方算準確，在另外的一案中，我當詳細列條討論之。故而我們得知，即使嶄新的科學產物，依然要用頭腦思考的，我曾對學生講過：你們不要認為脈有多大的神秘效果，單憑脈象不足以論病，脈象不是憑空來的，坦白地說罷，你有多少學問，你便有多少脈理，舌色則更不可靠了，有時候你們會發現，在某一種氣候條件下，所有的人不拘是病人和健康人，舌頭的現象，舌苔的分布，幾乎都差不多，卻是事實。

更由此可見，大凡一種學問，只知其目前的現象（phenomenon），而不知何以致此，其後發展，其未來的趨勢又將如何，那末此種學問，嚴格地來說，並不能算很完整，醫學尤其是臨床醫學更是如此，理應竭其思慮之所致，使之缺陷彌補完整，方能處方治療，多讀書、多求些學問，無非多有些機會，作更詳細的認知和觀測而已，若與本病的事實不符合，一味高談闊論，引經據典，云書本上如何說云云，實乃捨本逐末，若不能靈活應用，被書本壓死，更遑論「超乎象外，得乎寰中」了，立論不清無法窮理，追尋淵頭，源淵而不得，豈能隨便治病，健康生命極為可貴，即使傾天下之財富不能買得，吾等醫者之所以處處隨時警惕以自勉也。

案例 3

　　在此再敘述一病例發生的時間與前案相差不遠,此病雖然不是由我自己親身診斷、治療,但是根據別人的口述,假如能深思熟慮,亦能將病治愈。

　　有一婦人年約 50 餘多,人很肥胖,在某一天的晚上,突然頭痛如裂,繼而雙目失明,由家人急送榮 X 醫院診治,先入內科病房,作血管顯影術,認為腦中生瘤,應由外科割治,乃轉移外科,但是榮 X 的外科主任,是當代名醫,時常出國,此病人非常不幸,因為當時外科主任正在美國,腦袋開刀,非同小可,除了這位大名醫之外,別人不敢輕舉妄動,於是再次退回內科病房,為此內外科,彼此弄得很不愉快,在偶然的場合中,我聽到如此這番的事實,有人徵求我的意見,希望我能處方一試,一般人的心態上當然是姑妄一試而已,我名不見經傳,是一個普通開業醫生,但不用西藥而用中藥,蓋中藥涵蓋面很廣,尚非目前西藥可以比擬,西藥雖然精確有效,都是單刀直入的中央突破法,但人體是非常精密複雜的有機體,即使再窮千年之力,是否能知其詳,尚成問題,所有的病症,其牽連之廣,互相影響之深奧,絕非單絲可以成線,所以用中藥遠較用西藥為穩,然而要使中藥有效應用卻非常困難,不是單知道病名即可,更須進一步知道發病的原因,疾病的詳細機轉(mechanism),單知道病名對治療並沒有多大幫助,而且也不能像西醫一樣,知道了病名就有藥,要知道了機轉、時機、趨勢等等因素,下藥方能奏效絕響。此病一定說是瘤腫也與前例一樣,可商之處很多,單憑血管顯影術雖然清晰可見,終究是間接的,即使像 CT 如此直接地能發見,仍必須要有形成的理由,位置的變化,四周環境的條件,都詳細審查思考,再作試探性的假定,由假定與當時實際情形參照符合,方能考慮用藥。

　　突然目盲、頭劇痛,瘤腫的機會不多,血栓的因素卻不可忽視,至今發病已歷一星期,要治當速治否則時機一過便難治了。頭痛是腦血管牽引(traction)故腦壓必然很高,也可以是一經血栓,其血栓血管周圍環境呈極緊張狀況而頭劇痛,頭蓋中本來就有很多靜脈竇(venous sinus),在此情況下必然鬱血,壓力上升,血管牽引,其血栓或栓塞處而使雙目皆盲,必然是

在後腦神經區或者前腦視神經交叉處，苦於不能親自臨症，但經詳細之考慮，則病無所遁形，乃為之處方：

> 桃仁三錢　紅花三錢　枳殼桔梗各六錢　柴胡三錢　當歸頭尾各三錢　赤芍八錢　砂仁炒熟地四錢　川芎三錢　龍膽草錢半　磁朱丸二錢　羚羊尖三分　蔥白八個　元寸一釐

服兩劑之後，頭痛全愈，眼睛已經看得見但略感模糊，第二次處方與前方大致相同，不過是去磁朱丸、元寸改加地龍末二錢、夏枯草四錢、六神丸三次每次二粒、菊花四錢，不過三日而康復，屆時外科主任已經返國，準備手術，費用大約當時十萬元左右。病者既然已經大致康復，自然已無此必要，乃辦出院，返家休養，以後便以知柏附桂車牛六味丸加減調理並連高血壓亦漸漸改進不少。

　　此病非我自己診治，不過間接提供方劑及意見而已，但其效果與結局我全部知道，精思明辨之重要，遠較臨床按照常例（routine）診察，重要的多。

　　令人感慨的，我人既不珍惜何以致全愈的理由，從而研究，只用動物試驗來作統計，發表論文，取碩士博士以增高身價固然是值得稱讚的，其實上蒼所贈給人的機會是平等的，即使一個鄉下村嫗，也可以像愛因斯坦一樣，偶然會發現真理，不過沒有受過什麼訓練，不能思考發揚而已。

　　君不見秦納之發明牛痘，得自鄉下牧牛的村女，一般音樂家、藝術家，拼命找尋民歌民謠、民間藝術作為發揚光大之另一條途徑以補不足之處，君等以為然否？

　　此病之所以能速愈，端在下手及時，處理順其勢而迅速，亦可作為一參考，原理之應用，須與事實之條件相配合。兵法云「置之死地而後生」是一句原則，韓信用之背水布陣大破趙軍七十萬。馬謖用之而失街亭，使諸葛亮北伐大業，全功盡棄，結果連自己吃飯的傢伙也搬了家，寧不嘆乎？

案例 4

　　邱姓女子年 38 歲尚未結婚業女裁縫，內人常在他處做衣服因而認識，患後頸及肩背處疼痛已有數年，最近益發厲害，因彼此相識乃就診於我，見其面色黃如橘子皮色，且手掌及腳底都具黃色，但眼球鞏膜不黃，當然不是黃疸，肝機能檢查所得天冬氨酸氨基轉移酶（serum glutamic oxalacetic transaminase, SGOT）、谷丙轉氨酶（serum glutamate pyruvate transaminase, SGPT）均在 50～60 IU/L 左右，肝機能似乎不大佳，候其脈則很遲緊，嘴唇亦呈紫色，初以為既業裁縫自然整天在埋首工作，長期以往，肩背後頸痛似難避免，因詢問是否整天縫紉缺乏運動。答云是，即為處方：

　　桃仁三錢　紅花三錢　乳香沒藥各三錢　當歸頭尾各四錢　紫丹
　　參三錢　砂仁炒生熟地各四錢　赤芍八錢

囑服四至五劑，服後略瘥，有時又痛，停藥之後依然疼痛，大凡用藥有效而不明顯，或服藥不發停藥又發，便可證明診斷治療一定有缺失，否則不可能有此種情形，她非常信任我，而且家境又不甚好，我為之免費治療，仍固請我再做一試，上藥既然效果不彰，仍當繼續思考，而且思考的範圍，更應開展到何以如此發黃上，詢問的結果乃知其篤信佛教，一直長齋，不吃葷腥，因為缺乏動物蛋白，長齋的人都是皮膚約略帶黃色，但是約略帶黃而已絕不致於呈火黃色，而且手足掌不可能呈黃色，就病情而論是維生素 A 亦即胡蘿蔔素太多可以變成如此，女性荷爾蒙變質，更可以促進這種情形，為改變處方途徑，一方面勸其多運動，假使無運動的機會則何妨工作了一陣子之後抬頭挺胸到外面走一圈，略事休息幾分鐘再工作，即使如此老闆也不致於深責，何況她平時工作十分努力。於是再處方之前詢其月經如何。答云經來之前小腹極脹滿直上頂至臍如墩狀但不痛，經來還算順利，黑血塊有時有，有時無，再用：

　　桃仁三錢　紅花三錢　柴胡錢半　黃芩二錢　當歸四錢　赤白芍
　　各四錢　川芎三錢　生熟地各三錢　乳沒藥各三錢　生用研末分
　　三次吞服

改擬上面處方後囑連服五劑，效果仍不明顯，SGOT、SGPT 更有上升趨勢，頭項更痛，因知是感冒關係，乃有如此現象，乃詢問有無受寒，答云無之，唯清晨起來略打二次噴嚏頭感更重，今天已經請假不去工作，經過二次處方無效，當然須更進一步思考，這次必須得到結果否則只能敬謝不敏矣，不得已乃請患者作身體檢查，乃見全身呈火黃色，而且臍窩、乳暈以及鼠蹊部及腋下色素沉澱更深，幾成褐色，年 38 歲而未婚又整年長齋，則以上的推斷，並無失誤，問題出在用藥上未及作適當的調整而致效果雖有而不明顯，更見其腹部由臍以下，即使平臥依然鼓起如懷孕，按之略呈堅硬，好像懷孕三～四個月的情況，當然不是懷孕，患者陳訴大便不甚通暢，雖然每天都有而量不多，最近食量更差，肝機能檢查了幾次都在 60 IU/L 左右，白帶亦多，乃調整處方：

桃紅花各三錢　當歸頭尾各四錢　柴胡黃芩各三錢半　赤白芍各四錢　粉丹皮六錢　川芎三錢　白芷三錢　西洋參四錢　熟附塊三錢　炙麻黃一錢　木防己八錢　荊芥四錢　防風通聖散二錢分三次下　青麟丸一錢分三次下

囑服三劑再作商議。

一星期後再來，頭痛大減黃色也退，症狀很顯著的減輕，病者以前常常關節骨頭痠痛，但不厲害，故前二次均未述及，此次併骨節痠痛也全愈。維生素 A 太多非但使皮膚呈火黃色，更能使關節疼痛，乃再為處方：

桃仁花三錢　當歸三錢　赤芍四錢　粉丹皮四錢　失笑散四錢　川芎三錢　白芷三錢　何首烏三錢　鱉甲三錢　木防己八錢　乳沒藥各四錢　桂枝心各一錢　藁本四錢　菊花三錢　防風通聖散二錢　柴胡二錢　大黃蟅蟲丸三錢　黨參鬚各三錢

先煎五劑，再次以七劑之量配藥粉每天三次，每次一錢二分飯後下。更勸其早日選偶結婚則病可全愈，不必須要用藥，邱女士事母至孝所以遲遲未婚，因有小弟妹及高堂老母須撫養，我竭力勸說，她僅唯唯諾諾而已，為醫師者，

治病至此，已經盡了全部責任，人事方面是病人個人的境遇問題實已超出醫師能力範圍之外，實亦無法勉強矣！

　　黃色漸漸退卻，大便通暢，頭痛亦除，腹亦較平坦，月經順暢，一切都漸漸改善中，醫師之責已盡，她就不再來了，一直等到明年春天她又來拜訪，並且伴來一位中年男子，大概近五十左右，在軍中服務，她已經和他結婚，並已懷孕，如今容光煥發，他們帶來大批禮物，我堅持不收，懇請之下，只能勉強收下，她又問：聽說高齡產婦，生產困難，而且有生白痴（蒙古症）之可能，我為之解釋，有此可能而已，並非必然如此，後來生一女兒，讀書很好，前些日子聽說已進國中矣。光陰如箭，吾輩已老，年歲之不吾歟，當更奮發，精益求精也。此病之關鍵，在於女性荷爾蒙過多，及胡蘿蔔素過多兩者有連帶關係，又因平日忙碌工作，素食又無充分的運動以致於此，如非對病人的環境有詳細的瞭解，恐怕無法治愈，彼在由我治療之前，已經看過很多醫師，而中西藥夾雜併進，醫得一塌糊塗，且越醫越差，其肝機能之所以不良而又非肝炎，乃長期悒鬱，先胃腸自律神經生問題嗣後波及肝膽，此病雖不若前幾個病案之緊急，但情況複雜，幾乎使我醫垮了。由是以觀，治醫之難，非獨要多讀書，更須多體會，治病的方法正多，非必一定須藥物、針灸及手術，環境人事的改變，也屬重要的一環也。

案例 5

  十一年以前，還有二個星期的課即將放寒假，我在下午五時左右授課完畢，回到宿舍的招待所休息，台中的氣候，白晝晚上溫度差異很大，冬天晝短夜長，雖只下午五、六點左右，已經天色昏暗，行將點燈的時光了，窗外寒風凜冽，我手捧一杯熱騰騰的清茶，憑窗閒眺，想想學期結束在眼前，轉眼又要寒假了，授課既畢，本星期責任已了，心中有說不出的悠閒及暢快，突然房門啟處進來了一位青年，身上穿著大同電器公司灰色的工作服來請我出診，屆時我最喜歡的林同學幾乎也不約而同地進來了，師生倆本來可以討論一番醫學之道，既然有請出診，那是最好不過，事實的體驗，比坐而暢論，應該更實際。

  那青年請我去為他母親治病，他的母親已經發瘋有三年了，百藥無效，發作時菜刀、碗筷亂飛，他是家中第二個兒子，他的哥哥以前亦發精神病，在台中某醫院治療不愈，因服大量神經精神抑止藥，最後竟自殺死亡，如今除了家中尚有與他在大同電器一起服務的父親之外，僅有一位幼妹在讀高中。今夕他母親精神病大發，整天疑神疑鬼，總以為有人要害她，經過幾位親友的介紹，乃決意請我赴他家去診治，見他來意相當誠懇，而且看情形他家中生活情況也不甚理想，我便答應前往，他本來想請我坐計程車前去，自己坐機車隨行，我想不必費事了，請他騎車先行在前作嚮導，我就乘林同學的機車隨後，一直到二分埔，進入二分埔海明禪寺那條長巷，方才到達，一看他家裡門窗都裝了鐵柵以防其母神經病發作，他很不好意思請我及林同學在門口稍候，因為要先進去幫他父親把母親用繩子綑綁起來，方能請我們進去診她，林同學聽了咋舌不已。十分鐘後，我們再進去，見一中老年婦人大約50多歲，被他們父子倆用繩綁在椅子上大叫大喊，天翻地覆，候其脈則極急躁，這不足怪，因為正在精神極度 stress 及興奮狀態下之故。病人不肯伸舌頭出來看，他們要用筷子撬開給我看，我說由她罷，不必看了，不看也知道舌必紫紅色，蓋其在極瘋狂狀態下也。患者發病已有三年，時發時止，恆有恐懼感及受迫害感，夜則獨自起身往外疾奔，見神見鬼，故他們父子倆，實在無

法可想，只能裝上鐵門、鐵窗以防萬一，看了很多醫院，由台中看到台北精神療養院，也吃過中藥都不甚見效，因而見示中醫處方，無非歸脾湯、小柴胡、龍膽瀉肝湯之流等鎮靜方劑外別無他法，古人稱精神病是痰迷心竅，就症象而論自是不差，因發作時喉中之痰聲漉漉可聞，此實是倒因為果之說，大腦神經產生紊亂、神經緊張，喉頭氣管同時收縮，黏液大量分泌，復加喉頭因發作而痙攣（spasm），乃喉中有痰，並非因痰而發作，然而究竟是何等原因而致精神病，則大部分是腦中生化物質發生變化，尤其是構成蛋白質的基層 amine 形成神經傳導的 autacoid 發生不平衡而致之，此病起先尚不致於如此嚴重，俟其長子自殺之後，乃益加惡化，以前西醫並不認為心理及生理實為殊途同歸的產物，最近研究進步，方知心因因素及體能的條件具有密切的關係（psychosomatic relation），但是都採取抑制法，更有胰島素注射療法（insulin therapy）以及電擊療法，見效似乎很微，當時用 rodoxin 即印度蛇木提煉藥物療法，極為流行，此物使人精神大受抑制，所以 reserpine 久用使人了無生趣，乃致於自殺，其長子即為一例，假如能調節腦中生化物質則遠比一味抑制鎮靜要高明，腦須糖分為第一要務，更須卵磷脂（phospholipid）及各種 autacoid 的 amine 共同協力起相互作用，方克有成，但是腦神經的緊張與喉頭有密切的關係，論及一般性腦栓塞，大部由內頸動脈進入腦血管，都是 carotid interna 先出問題或心臟血管先有問題，再形成 thrombosis 或 embolism，咽喉重地自然不能不顧及，尤其在突發症兆時必須立刻抑止，但須漸漸發生作用，不可過於猛過速，如疾駛的汽車突然緊急剎車必然肇禍一樣的道理，若突然用止痙藥，此老年婦人的年齡、脈象及血管均已不甚理想，可能產生血栓，所以要用溫和的止痙劑，以前認為 hysteria 與真正的大腦疾病無關，今由 hysteria 病人死亡後的病理解剖，可見大腦皮層的皺紋漸漸消失，生化變化極為精細，當時不知而已，在回學校途中我一路沉思，俟進得房間，天色已暗，開了書桌上的檯燈，並請病者家屬稍候，立為處方：

焦山梔三錢　焦穀麥芽各四錢　川連錢半　黃芩二錢　黃柏蒼朮各二錢　鹿角膠陳阿膠各二錢　雞子黃二個　龍骨牡蠣各四錢　白芍四錢　龍眼肉四錢　石菖蒲遠志各四錢　馬寶二分

囑服三至五劑，下星期我再來時，當是本學期末了一個星期時再改方，事畢已夜色蒼茫寒風冽凛，我匆匆乘車北返，一路尋思，認為十不離九，必然有效。

俟至下星期，病人之子復來，喜形於色，蓋服後靜睡兩天，醒後神志清楚，其病若失，但病家恐懼再發，因為以前也曾發生過此種類似情形乃為之改方用：

龍膽草三錢　龍眼肉三錢　竹茹四錢　三黃丸三錢　龍骨牡蠣各四錢　白人參四錢　原白芍三錢　生炙甘草各錢半　馬寶二分

囑連服五、六劑，自此星期之後，我已不再去學校，蓋校中已舉行期中考試了，我接到來信謂一切正常已不再發，我還不十分確定，一直到寒假完畢再開課時。此老太已全愈，她自己更介紹一位患巴金森氏病（Parkinson's disease）的中年婦人，前來求治，我的為人尚稱保守，與其不遜也寧固，此種病我曾經苦思極慮毫無效果，亦無把握能治此類病，因而敬謝不敏，二位太太臨走之時，不禁悻悻，但她的全愈，我已經得到明證，亦可告一段落，巴金森氏病屬神經患疾之一種，非精神患疾與她所患的精神病絕然不同，不能一概而論也。

案例 6

　　我開始懸壺問世，無籍籍之名，當時患肝炎病者很多，而現代醫學對肝炎大都無甚良法，雖然有些藥物或葡萄糖點滴效果不彰。中國醫藥對肝炎獨到之處，藥物之多，方劑之盛相當可以，端在你是否應用得當，好在我用的還可以，治療了一些肝炎，略得些許知名度，簡而言之，可以說我是靠治療肝炎起來的，一般性 routine 肝病也乏善可陳，必須特例方有意義，茲舉數例備作參考。

　　在十二年前，摯友曾君來舍要我去馬 X 醫院診治一患者，此人是服裝店老闆，店開在西門町，專做時裝，當時電影明星、名女人都是他的常客，業務鼎盛，財源滾滾，業餘之暇出國到日本去觀光，時值隆冬，台灣屬亞熱帶還不太冷，日本則非常之冷，他與家人遊興勃勃，倦遊之後回旅館休息，晚上睡覺時感覺很冷，在半醒半睡中起身開熱氣，因為當時的空氣調節器是冷熱兩用的，他在夢中糊裡糊塗，要開熱氣反而開了冷氣，寒夜冰凍復加冷氣，又值熟睡之間那還了得，明晨即頭昏眼花而發病，匆匆搭機回台，病情越來越嚴重，高燒全身發黃 SGOT、SGPT 高達一千及一千二百左右，牙齦鼻子統統出血，我診視之後走出病房，剛遇到主治其病的內科主任黃醫師，是當時馬 X 醫院的名醫，為人誠懇敦厚，於是我乃遞上名片，自稱是病人的朋友，願聞其詳，我知道所以出血者乃肝機能已經近乎崩潰萎縮，無能力製造足夠的 prothrombin 所致，病情至此已極為危殆，要救他則已至分秒必爭階段，但是對病人的資料應該多多益善，也許黃醫師能給我更多一些資料，雙方所見大致相同，乃告辭返診所處方。

　　此乃極險惡的猛暴性肝炎，急性黃色肝萎縮，生死之間不容髮，要處理肝炎，已經來不及了，遠水救不得近火，其脈細微，時有時無，神志也已經昏憒不清，此時救命為第一要務，乃為之處方：

　　人參四錢　熟附塊五錢　當歸一兩　黃水茄七錢　甘枸杞五錢
　　黃花酸醬草六錢

囑其速購煎服或可有效，曾君持方匆匆告別，次日曾君來電云出血不止，已經呼吸急促，我知病已毫無希望，等死而已，奇怪的是藥方如此峻猛，不可能如此不濟毫無反應，因詢問何以竟絲毫不發生作用，承曾君坦誠相告，當藥買就將服之際，病人之表兄來探病見此方後謂此藥太熱，病家至此際已經匆忙無主張了，乃竟不予服，直至近午夜十一時許，反正不服亦死，服下假定也死，不如一試，乃予之服下至黎明一時許病情好轉，略見穩定，後因太熱太冷、疑神疑鬼，乃又停服，一直至下午三時，大見惡化，我大為感慨本不再去，曾君固請，乃勉強前往一看，見病人已奄奄一息，口鼻出血不止，黃主任正大力急救中，心知不免，乃搖頭黯然告辭，病人延至下午七時死亡。

中醫之弊病很像唱京戲唱流行歌曲，似乎很不專業化（professional）。人人都能哼二聲唱二句，此藥太熱、太涼、或太補、太剋伐、太黏最後連青菜、蘿蔔也太涼，最好喝白開水可能亦會太濕，成事不足，敗事有餘。此何等病，豈能耽誤五小時，不死何待，一言興邦，一言喪邦，自己不懂胡說一通，原因當然是看不起中醫，凡開中藥者，認為當然是中醫。而中醫自己大都也主張如此，太熱太涼作繭自縛，反之西醫西藥處方全部蟹行文字，便唬得一愣一愣，連聲稱諾諾，併大氣也不敢透。只要一開中藥方，立刻生異議，眾口紛紜。一般來診病家亦然，常說我的身體不能進補、不能服熱藥、不能用涼藥，我常常勸說，我是西醫非老派純中醫，藥本無溫涼，病亦未必有陰陽，要看你懂不懂病的機轉以及致病之原因。如今來就診者，已經很少對我有此種說辭，頗為自慰。今再論此病，如果他的表兄不講此話，可能已經化險為夷，全局一經控制，再來慢慢設法治療，此乃命也，夫復何言。

復次在如此危急的情況下，肝臟細胞急速崩潰，肝之支持血流主要在靜脈，若用強心強力恢復代謝之劑則強心而推動動脈，亦所以推動靜脈或可支持一個時期，俟險象稍為安定，再行另想辦法，為要證明我之所言準確，好在做醫生天天看病，總有機會，下次可得確實的證明。

翌年夏天有醫五同學請我去治病，我上課完畢，他陪我前往台中的

仁X醫院（在綠川東路，中正路的交叉處）診視他的姊姊，患者全身發黃 SGOT、SGPT 均超出一千以上，醫院大用 prednisolone，絲毫不見改善，情勢越來越惡劣，也已經神志恍惚矣，因而按其腹，右脅及臍邊均軟弱，乃處方，大致與前次之方相似，但份量較輕囑急速服三劑，情況好則可服五劑，五劑後加龍膽草、柴胡、黃芩各三錢即可。等下星期再赴台中任課時病已去其大半，SGOT、SGPT 跌至二百多左右，再處方：

人參鬚五錢　黨參四錢　帶皮苓五錢　焦白朮四錢　生炙甘草各一錢半　大棗十二枚

濃煎囑服五劑。

第二次去台中已完全康復，用方：

枸杞子八錢　參鬚七錢　紅棗十枚　冰糖燉服

當點心吃，不過兩星期，全部康復。

因思及曾英俊同學剛剛畢業便由此而身亡，圓山飯店之鮑師傅，當時七海旅行社老闆郎先生之弟，亦即攝影大師郎靜山之子，都由之而亡故，為之低頭太息不已。

事隔二年由友人張君之介紹赴新竹治一裝潢店老闆田先生，他由馬X醫院退院由台北返新竹，困倦異常 SGOT、SGPT 都在五、六百左右，黃疸非常厲害 icteric index 也很高，自言累得連眼皮也抬不起來，滿眼紅絲面色枯黃，雖所患之肝疾與前兩者病情不同，但西醫所列病名相同，不同之病情當以不同的處方治療：

柴胡黃芩各三錢　桃仁紅花各三錢　黃水茄三錢　川芎三錢　茅根五錢　參鬚八錢　當歸四錢　茵陳五苓散六錢　赤白芍五錢　川連吳茱萸各錢半　龍膽草三錢　蒼朮三錢　茯苓四錢　咸豐草四錢

速服四劑就全愈了，自己親自來台北門診：

玉蜀鬚六錢　咸豐草四錢　當歸四錢　赤白芍各四錢　砂仁炒熟地四錢　川芎三錢　黃耆二錢半　參鬚四錢　茯苓四錢　生炙甘草各錢半　龍膽草錢半　金錢草四錢

以善後，田君大為感激，乃印我的名片五百張，逢至親好友則廣為介紹。

　　凡生肝病之人蛋白質製造不足，抗體於焉而降低，則異性蛋白多，免疫力弱，即很易感冒必須特別當心。

　　在夏秋之交，直接用清暑益氣湯，效果還不差，有一點不可不知者，此仍是肝機能不良，若肝實質受病，則又非如此治療可以濟事了。

案例 7

在前二個案例中曾談及血管顯影術（angiography）是間接的推斷，所以不及 CT 直接觀察清晰，雖然 CT 有了不起的優點，主要的判讀仍須人腦，細細地對事實的確切分析，才能真正收到具體的效果，例如在七年前，我到新加坡同濟醫院去講學，講的題目是「中國醫學基本觀念導論及如何選擇治療專論」因為講課還可以，學員們聽的人也不少，尚稱受歡迎，講醫與講其他課程不同，尤其是講中醫，其他課程講得精彩，不會面臨考驗，例如講建築學生不會請老師去設計一張圖樣，即使他家裡在造房子，亦很少可能發生這種事情，至於講歷史講政治那是更不用談了，無法亦無從考驗，唯有講中醫，學生可以馬上考驗，例如說老師我已經咳嗽很久了，幸請老師處方一治，若是西醫還可以緩衝一下著他去照 X 光，痰液化驗以後再說，中醫至少馬上就要處方，光說不練當然經不起考驗，我一面講課，一面應學員之請為之治病，非獨其本人，更為其父母、妻子、丈夫、親戚、朋友，大治而特治，幸好尚能稱職不辱使命，我講課三星期，治病倒治了三星期半，時值年關我是趁寒假時間去講的，其間遇到一位藥商姓朱問我是否能治胰臟癌，癌本是絕症，胰臟癌尤為兇險，當然應該先知道一切詳情便於著手，因之請求先給予醫院種種檢查報告，俟我回旅館詳細澈底研究思考後再作定論，隔日他送來大疊臨床報告，病理檢查更有 CT、echography 複印照片，我一一細讀逐漸研究，CT 方面果然胰臟頭變大，且有下沉的趨勢，疑為胰臟癌，可稱無誤，病人為當地的望族周女士，年約 40 餘歲，每天腹痛百藥無效，已有二年，檢查報告是最近的資料，是一位儀態端莊的中年婦人，略為肥胖，既無黃疸，形神尚可，胰臟癌是何等厲害的病，二年半的病史，應該早已憔悴不成人形，蓋胰臟及肝臟對吾人日常代謝具有不可缺的關係，一旦罹發癌症可以短期內死亡，如今一切事實與判斷絕對不合，當然不敢苟同，乃仔細檢查，右腹上角，略具壓痛，重按之則病人感痛泛惡要吐，腹壁脂肪多而隆起，中年婦女恆有此種現象，因請站立再檢視腹部形狀，肌肉無力，腹部雖然堆積脂肪，下腹部更為膨大，所謂 pot abdomen 像觀音菩薩的水瓶狀，此種情況，患胃

下垂的人常有,但因肥胖之故,雖不明顯,可以略見倪端,因詢問種種症狀,與十二指腸潰瘍相類似,而檢查文件及 X 光透視上亦具有十二指腸潰瘍的病史,因而恍然大悟,乃立即處方:

  柴胡黃芩各三錢 炙雞內金四錢 咸豐草四錢 吳茱萸二錢 姜川連二錢半 失笑散七錢 蒼朮黃柏各二錢 炒草決明三錢 原白芍四錢 甘草二錢

囑連服三劑不可間斷,過兩天痛大減,復用原方再加桂附八味丸一兩、玉蜀黍鬚一兩更進四劑,全愈,病家全家稱慶,乃進而勸告她,凡生病醫藥的力量,亦即醫生的力量不多僅占百分之三十而已,病者的保養,也即病者自己的生活條件,環境之適宜要占百分之七十。我在新加坡治病,不收分文,病家予潤金因不可例外,乃固辭,病家不得已乃送書一部。

  屆時授課已經完畢,因學員固請舉行臨別晚會相當熱鬧,在晚會舉行以前,我到平日講演的講堂,椅子仍舊,井然有序地排列,並未挪開以剩出空間來預備開惜別會的樣子,因而相問,承院方當局相告,因為我醫好了胰臟癌,大家大為震驚,蓋斷周女士為胰臟癌的醫院為當地權威醫院,何致處方二劑便可見效,在臨別之前,再請開一課,多講兩小時,原因何在,願聞其詳。

  新加坡百分之九十都為華人,勤勉守法,態度誠懇,尤其諸學員都是很用功好學,我十分願意詳為解釋,以釋疑竇。

  凡生胰臟癌經兩年,不可能有僅僅如此輕微的症狀,病人早該形毀骨立,胰臟癌為極猛之癌症與肝癌相仿,很少能延命六個月以上者,不可能拖至兩年,此其一。胰臟之病變極為曖昧不清,往往不知情是何種消耗症,未死之前只能知道是癌,究為何種癌,往往誤斷為肝癌,直至死後病理解剖才知道其真相,此其二。病者痛時雖有彎腰曲背的現象,不一定限於胰臟、十二指腸,腸絞痛都有此種現象,此其三。故而與其說是胰臟病變,不如視之為十二指腸病變較為妥當,其 amylase、tryptophan 等胰臟酵素經過檢驗恆不正

常且 alpha fetoprotein 亦有增加的趨勢，但此亦非胰臟癌所專有症象，其他如腸子運動不良、腸炎、腸內容發酵等等有時也有如此現象，更何況在最大的前提下不可能存在，當由大前提決定之。

　　近代醫學對心肺的研究非常澈底，但對胃腸之研究尚在啟蒙階段，尤其是諸凡無形性的因素如腸子的機能問題，機能問題中最重要的動量問題，酵素問題，動量之 gastrokinase 及 enterokinase 等等酵素能使腸子蠕動者都由膽囊十二指腸處帶動，乃至影響腸子全部的動能，是故十二指腸及肝膽道乃腸子動量主要關鍵所在，更是胰臟分泌胰液的關鍵所在。此類相互關係在現在醫學較為高深、精專的書本上，均有詳細的記載，讀者可自己去翻閱參考之。但是有一點使人非常困惑的，便是 CT 上，胰臟腫大是絕對的事實，胰臟何以在 CT 上顯示腫大，若無明確的答案，則此病的判斷不能算完整。即使治療成功，不能十全十美，當然不能稱完全成功，我當時對 CT 照曾加以苦心研究，要知道答案，先當假設其可能發生的現象，假令此為胰臟生囊瘤（cyst），但 cyst 之密度與胰臟本身 density 相異，故為不可能則 rule out，假令胰臟分泌液受阻塞或分泌滯留，則在機能互相關係上與膽囊在十二指腸幾乎在極相全的部位有上下二口且各司其分泌之責，而且有人胰液及膽液在十二指腸的分泌口，幾乎是同一口，膽汁有異可以影響胰液似無問題，若胰液阻塞不能通暢流出或竟再保守一些來講，胰液流量阻滯遲延以致發炎，此二因素可能使胰臟腫大，但是胰臟頭既腫大在十二指腸彎曲呈"C"字樣處，受壓迫必生黃疸，而今毫無黃疸現象，且症狀僅痛而已，是為非常不可思議之事，故不能十分確定。

　　更有一點若十二指腸潰瘍引起肝臟下膽管及膽囊，略為黏連，波及胰臟，病人腹腔積脂肪多，脂肪向上托，更使腸運動產生阻泥，更使內臟受腸繫膜、腹膜積聚的脂肪上托，胰臟受上托之影響則在 CT 分析投影上可見胰臟腫大，實在於拓樸學上論及是略為擠扁而已，在 CT 由上至下作光線切片時見腫大，若由左由右切視時可能不腫大，當然非胰臟瘤或胰臟癌，故而用藥絕不帶及胰臟，而可奏效，非無因也，CT 之發明是醫界很大的進步，對診斷之標準更

上一層樓，其發明者非醫師乃是電子工程師，得的是諾貝爾醫學獎，可稱名至實歸，誰云不宜。但是 CT 是機器，真正判斷仍須人腦，殆無疑義，乃知一味恃檢查所得，不問何以致此種現象的原因及理由與治病之道，更須多多努力溝通才好。

案例 8

那時候我在玫瑰大廈的底樓開業，有一位青年人，於某日晚上八時左右突然來訪，希望我到國 X 綜合醫院，為他母親治病，據說是中風已經數天昏睡不醒，由數位友人大力介紹，請我去看一究竟，我當時是年紀較輕，神旺志高很想多治一些較重的病，於是不加思索，跟他就走，到了國 X 醫院的後棟三等病房，一間房間安置了四張病床，其母大概 60 多歲，人相當肥胖，躺在最近門口的一張病床上，面色發紅，神志迷糊，一直睡眠呼之可醒，但是惺惺忪忪，不多時又昏昏入睡，據云全身不能動，我用各種方法試探，並非不可動，不過動作反應遲鈍而已，用電筒試探瞳孔反射，亦不見任何異樣，但是病床上掛的牌子是腦血管破裂（cerebrovascular accident, CVA）腦卒中，於是處方如下：

砂仁炒熟地四錢　巴戟天三錢　石菖蒲三錢　麥冬四錢　桂枝三錢　熟附塊三錢　遠志三錢　淡蓯蓉三錢　北五味子三錢　山茱肉三錢

囑服三帖再連絡。

三日後此人又來云藥後無甚出入，我想著是初開業，人家見一藥無效，早已另就高明了，如今仍來請我，可見我的治療已漸漸為人所知，亦可能介紹者之鼎力，勉強重請我再去診視。

上方既然無效，則此 CVA 就相當奇怪了，腦卒中 CVA 有二種，不是腦血栓，便是腦出血，此二者讀書時候，可以分門別類，以便教學傳習，但是在臨床上雖然有時為各別單純性者，有時會混不清，可能二者兼而有之，若是昏沉迷睡則其病在腦底腦幹部的醒覺中樞，但呼之可醒此非昏迷，只是迷睡而已，乃知絕非醒覺中樞有問題，若說是身體不能動則大多半身不遂，則病在腦側之中大腦動脈（middle cerebral artery）病右則左身不遂，病左則右半身不遂，絕不可能全身不能行動，而且全部不能動的機會發作率不太大，今經詳細測驗是非不能動，不過不想動而已，問之也不願意開口，乃可推測，

非不能言語，不過想睡昏沉，不想回答而已，其反應遲鈍，脈搏遲緩，乃副交感神經興奮之結果，面色紫紅當然非屬發紺 cyanosis 之 O_2 不夠，可能是 serotonin 過多之故，故再詢問有無大便，每日都有但很少，如此昏睡不飲不食有人也許會想，因不食故排泄也少，但解衣按其腹，則腹部膨脹，按之堅硬，腹皮及腹部肌肉極為緊張，臍窩部尤其緊張，扣之如鼓，於是更能決定，昏睡反應遲鈍而面色發紅，全由於 serotonin 分泌較多之故，所以分泌較多之原因全由於腹部腸子關係，腸子之所以如此無非有積滯，使腸子動量大為降低，動量不夠則大便稀少，每天約略有一些，乃是腸子發酵，腹壓增加故而腹部極脹，可知非但有氣體更有糞便之固體，更有分泌不能運行之腸液，物理上之三態氣液固體全備。少有大便實在是硬擠出來的，腹壓之高迷走神經興奮，腦壓高迷走神經也興奮，人思睡，脈沉緩，如此即與老式傳統《傷寒論》的大承氣湯絲絲入扣。若貿然用大承氣湯，一則嫌過於單純，一則恐尚有其他情況，大承氣湯恐不夠完備，而且舌色並不灰膩黃厚，乃處方如後：

　　青麟丸三錢　龍膽草二錢　黃芩三錢　焦山梔三錢　蒼白朮各三錢　當歸頭尾各三錢　柴胡二錢　木通三錢　車前子三錢　甘草節錢半

囑服三劑再行連絡遂即辭出，病家要用車送我，我想我的住處，距此醫院不遠，何妨安步當車。於是邊走邊想，夜深人靜，一路之上除了自己的鞋子在人行道上發出的腳步聲之外，寂靜無聲。蓋當時東門區的敦化路等尚未如今之繁華也。

　　翌晨接得病家來電云病人排出大量大便，滿床皆是，更且惡臭難聞，醫院的護士、歐巴桑，以及同房病人很慘，連忙與她清洗更換，不到一小時又排出不少大便，但不及第一次多而已，病人神志已清，由昨夜至今晨連續四小時進藥一次，已服盡二劑矣，因詢問是否可服第三劑，乃為之去青麟丸加茵陳五苓散，再進此劑之後，一切清楚，小便亦多，人已能起坐，大呼飢餓，要吃稀飯矣。

　　此病非腦中風之 CVA，但病人頭腦似有問題，因年事漸老，大腦皮層退

化，是毫無疑問的，女性大腦皮層的退化，尤甚於男性，蓋以前老派女性大都在家處理家務，生活較平淡無多大刺激，用腦之機會少，則腦之刺激少大腦皮質易於退化，而且處理之事又極瑣碎，所謂家務瑣事較單純，易生怠倦感也。

　　病愈後，患者家屬稱謝不已，治病乃醫生的天職，因此病頗為奇特，乃為之言已。

案例 9

柳先生是當年抗日有名的空中英雄，退休後開始經商，他的女兒與我好友的女兒為同窗彼此交往甚密切，一如親姊妹，在某年，大概六年以前春夏之交，柳小姐突然心跳發作，頭痛如裂，既而呼吸急促，昏厥不省人事。柳小姐的母親即是柳先生的夫人，據云是當年空軍太太中的四大美人之一，風頭甚健，素有心臟病，曾經其閨友亦即我好友的夫人介紹就診於我，由於我平時穿的樣子雖不至於到不修邊幅的程度，卻也隨便得很，更在一間小得可憐的斗室中（即玫瑰大廈底下一間方寸小屋）開業，又是開的中國方，柳夫人平時出入都是高級場合，我的病理病情分析得再清楚也無補於事，因為第一個印象就使人不大相信，也只能罷了，後來柳太太因心臟病發作，病逝於宏Ｘ醫院良為可憾也。

如今其女兒柳小姐又發心臟病，柳先生既遭喪偶之痛，愛女又生如此之奇疾，彼等素不信中醫，即使我是醫師，開的卻是中國方，一般人有時甚至連我自己都懷疑。人們一定以為我西醫讀不好，再去學中醫，不倫不類，非驢非馬，恐怕不是學貫中西，而是中西醫都是豬頭肉三不精罷。其實硬分中西藥只有在此地有此種現象，在日本如果一位醫師開上一張漢方，司空見慣，並不足為奇，在此處乃成了怪現象。

柳家雖然絕對相信科學的西醫，但是經過柳太太心臟病治療的過程，所得的結果不大滿意，如今女兒生病，當然仍是請現代科學為正宗的醫師（西醫）診治，治了些時候，不很見效，病情反而增劇，乃進入本市的中Ｘ紀念醫院與她母親病故的宏Ｘ醫院相距很近，當時她的情況越來越不好，經醫院Ｘ光檢查，說是心臟尖端部位異常，好像多了一塊東西（mass）出來，必須開刀割除，中Ｘ醫院對心臟開刀的設備不夠，須移轉至附近的國Ｘ醫院施行手術，當時須手術費大約五十萬左右。

柳家至此情況下，開始惶惑不已，正不知何去何從，勉強聽柳小姐的好友亦即我好友的長女建議，何不請惲叔叔來看看，試上一試，不行的話，再開刀也不遲，醫院方面又屢次催促若不照院方的意思做，便要請君出院另作

他議可也，在如此緊迫情形下，乃請我出診至中 X 醫院，在醫院樓下的福利社餐廳，正遇到柳先生，可憐已經愴惶無計，手裡拿著罐中藥煎劑以及一張中藥方開的是龍膽草、靈磁石等等藥物，問我如果吃下是否有效，有無不良後果副作用，我被他的一連串問題，急急忙忙像連環炮，正無暇回答，樓上看護他女兒的另一位女兒，匆匆進來道：爸爸不好了，二姐又發作了，柳先生三步併作兩步，直往樓上衝去，我默然跟在後面，進得病房，見一約20出頭的女子，驚厥痙攣，不省人事翻滾不已，好像在床上拼命，柳先生淚流滿面問道惲醫師你看怎麼辦，越在慌亂中，越應該鎮靜，我便回答道讓我試試再來，旋即隨手取出，身邊帶的金針，請患者的父親和妹妹幫忙，將她身子按住，就在左右手神門穴上各進一針，說也奇怪，當時病人像鼓足氣的皮球，兩針一進好像皮球被刺破洩了氣一般，立刻軟塌下來，嗣後便是很鎮定的安眠了，柳先生一見知道大概有希望了，隨手將一瓶中藥及藥方往廁所裡一撩，大約等了十幾分鐘，他稱業務上還有要事，旋即離去，我本來也想告辭，但是我好友的女兒，因與柳小姐為摯交，始終不讓我走，我經不起她及柳小姐的妹妹苦苦求道：惲叔叔，無論如何幫幫忙，請你好人做到底，等到晚上再走好不好？我來時正近正午，一直要等到晚上，實在不可以，於今只能勉強留下，坐在病房外的桌子邊與她們有聊沒聊，隨便閒談，直至傍晚五、六時，病人已經很好，起身自己洗頭又開始發作了，她自己也知道就從房裡衝出來，拉著我的手，大叫惲叔叔救命，其實根據我看她的情況較我來的時候要好多了，便著她回到床上躺著，再在神門及陽陵泉左右各進二針一共四針，留針三十分鐘後，又靜靜入睡，尋思如此下去，也非長策，必須處方控制，才有長效，針灸只能急救於一時，此病實在是真正的 hysteria 症無疑，於剛才開聊中，我得到很多資料。

　　柳小姐自從她母親去逝後，因是生心臟病而亡，自己常常生恐懼感，認為會遺傳到心臟病，她曾親眼目睹，其母親臨命以前，大便大量出血，神色慘厲，極為恐怖而死，印象深刻，常常做惡夢，夢見其母幽靈回家，自己本身更有婦科疾病，如此雙料夾擊，積久乃成精神恍惚，偶因猝發心跳，情緒緊張，一連數天，不能閉目安睡，症狀越發越嚴重，乃至不可收拾，此雖非

嚴重之症，但在西醫的立場上，除鎮靜劑之外，別無他藥，長期服用鎮靜劑，可使精神紊亂，甚則瘋狂自殺。一般人也許不致於如此，但對精神耗弱的人很可能發生如此不良後果，今則心跳過速，無法得一正確的判斷，結果見 X 光上有異象，乃作如此建議。

　　設或不用鎮靜劑則不致於有 reaction of retreat of sedative agent 如此的反應，於是更變本加厲，本不足怪，漢藥漢方，涵蓋面及範圍極廣，若須用藥，醫生雖然不肖，一舉手之間至少有二十餘方可以考慮使用，調節腦神經，其效果遠勝神經鎮靜劑之西藥此乃不易之事實，但最重要者，為方之選擇及處方之技巧耳，乃處方如下：

　　　　藿木香各三錢　龍眼肉五錢　人參鬚四錢　黃耆四錢　帶皮苓五
　　　　錢　海蛤粉三錢　龍骨三錢　牡蠣三錢

囑服三劑，當可全愈，以後便一切正常，一直至今柳小姐旅途往返美國台灣之間，恆帶此方常常服用，一直安然無事。

案例 10

　　那時候我已經從租借的玫瑰大廈底樓遷出到我自己買的房子裡，即是現在的興隆路二段 154 巷 19 號，地方大多了，看起來較以前成氣候些，一掃以前寒傖之象。

　　有一天門口來了一輛救護車式的汽車，從擔架上抬下來一位老者，就逕自在我客廳的長沙發上躺下，面色灰敗，氣喘如牛，一般人看來已經是氣息奄奄，內人大驚，忙對我說，假如過世在我們客廳裡那怎麼辦？我說人家既然誠意而來找我看病，即使有個三長兩短，也無所謂，以前我在醫院裡，天天有病人過世，已經見慣不足為奇，於是我很鎮靜地坐在他旁邊，細心觀察，靜靜候脈，脈象雖然洪大幾乎要溢出掌心，但仍是起落有序，則心搏力雖大受影響，還不至於立刻過世於我的客廳裡，因問其家人，何以致此，蓋既無心電圖，又無 X 光片像突然自天而降，也未經電話連絡，不問清楚，實在無法診治，看其鼻涕一直流個不停，他家人用衛生紙替他拭擦，隨後就丟在廢紙簍裡，不到二十分鐘，幾近半簍，病人似不能開口講話，因為氣喘不停，只能簡單回答，胸中極悶，行將窒息，據其家人所述，此老先生有肺氣腫，這一次由上月中旬感冒後大發，歷往大醫院，中西醫治療，總不見好，近兩天變本加厲，家人已經認為毫無希望，一切壽衣、壽器均已全備，只等他走路了，由於經人鼎力介紹，扛他來試試碰碰運氣而已，並不抱任何希望。我視其舌質深紅，舌苔黃厚破碎不成整片，斑斑駁駁，如此情形，是氧不夠酸中毒情況而且加以有鼻竇炎、喉頭炎、支氣管炎，總之肺氣腫之外，更見極厲害的風寒感冒，正是屋漏偏逢連夜雨，雪上加霜，身體本已老弱，病之來勢洶洶，在家中曾用點滴、氧氣罩效果均不顯著，乃急急為之處方：

　　金銀花一兩　魚腥草八錢　連翹四錢　麻黃一錢　桂枝心各八分
　　黨參五錢　乾薑一錢　北五味子八分　知母三錢　生石膏三錢
　　三黃丸二錢　八味丸七錢　蟲草三錢　天麥冬各三錢　甘草一錢
　　川貝母二錢

囑先服三劑再說。

翌日來電云病勢大為好轉,希望我去出診,我感覺非常奇怪,病重來門診,病情好轉反而要出診,令人百思不解,不管如何,去了再說。

原來病人是一位牙醫師,住在板橋,其妹是我的老病家,在台北市衛生局供職,為人極為熱心,年輕時任職護士,病人就是她介紹的,當我登步上樓見到周女士,不禁莞爾,互道闊別,此時還未進房看病人,他的心電圖及X光片都已全備,心電圖的判斷是心臟變豎位,X光片上更見肺部一片漆黑,橫膈膜下沉,肋骨弓角呈銳形的明顯,氣管內貯痰很多,心臟豎位直接可見,一如所料,如今病情大為改善,脈搏亦較平靜,舌色紅絳度亦減,唯仍感胸、手足發軟而無力,處方:

　　甜葶藶三錢　魚腥草八錢　金銀花六錢　北沙參三錢　枇杷葉三錢　附塊二塊　乾薑三錢　吳茱萸錢半　膽南星一錢　焦白朮四錢　茯苓四錢　甘草錢半　高麗參二錢　川連一錢　紅棗三枚　蔥白四根

囑服五劑,越一星期再出診,情況全盤改善,人已經可以下床,起臥自如,勸其要多多休養,處方為:

　　北五味子三錢　天麥冬各三錢　西洋參三錢　高麗參二錢　生山藥六錢　甘枸杞四錢　紫丹參三錢　魚腥草三錢　白芥子錢半　廣玉金錢半　蛤蚧一對

嗣後不再出診,自己來門診痰液減少,情形平穩我再用:

　　生山藥六錢　山茱肉錢半　茯苓四錢　粉丹皮四錢　澤瀉八錢　砂仁生熟地各四錢　北五味子三錢　蛤蚧一對　吳茱萸錢半　川連一錢　高良薑一錢半

此病本來是肺氣腫,其原因為長期鼻竇炎及副鼻竇炎失治而引起,更加以年老衰弱,肺組織失去彈性的程度越來越厲害,天下的病,有時可治,唯老不可治,故自己保養為第一要務,要占百分之七十,我輩醫者,只不過因勢利導只占百分之二、三十而已,要使肺組織彈性,衰退度緩慢下來,有待於

訓練及保護，藥物之功實屬次要，乃為之處調理方，配作丸藥，作長期的保養。

  鹿茸六錢　鹿角膠霜各一兩　蟲草一兩　黨參二兩　生山藥八錢　天麥冬各二兩　山茱肉六錢　生熟地八錢　茯苓三兩　粉丹皮二兩　澤瀉七錢　西洋參七錢　北五味子八錢　蛤蚧三對　麻黃四錢　炙紫苑八錢　款冬花八錢　三黃丸六錢　川貝母七錢

水泛為丸蔥白生薑湯下。

  從此以後，保養得法，練打太極拳，一直至今生活有規律，康強尤勝往昔，常常介紹病者前來診治，順便探詢之下，知其近況，作醫生的人，聞得病人康復，也衷心代他快慰。

案例 11

　　讀書授課，教人即所以自教，得天下之英才教育之，人生樂事，我在教醫學系時，有一位劉同學相當灑脫開朗，對中西醫學並無門戶之見，亦不會因自己讀醫學系而看輕中醫，中國醫學院之醫學系也略修中醫課程，我教的是中醫課程，當時尚能受一般同學的歡迎，劉同學則更為嚮往，等他畢業之後，師生倆之討論，只能暫時告一段落。

　　三年之後，我忽然接到他的來電，知道他在省立某醫院，當住院醫師，看得一病，情況很不理想，醫院請醫師大治而特治，已經盡了全力，病情仍急轉直下，劉醫師見病人極為痛苦，於心不忍，醫院規矩當然要絕對遵守，乃是絕對不可開中藥，要想幫病人的忙，故而打電話給我，希望我能出診到醫院，為病人「偷偷地」治療，如果能治愈，也算功德一樁，我乃立刻前往。

　　患者是一位老婦人，已神志昏迷，不省人事，因為有劉醫師的關係，我見到了病歷，依我當時的功夫，只要詳細地詢問病家來龍去脈可能也可以得到些資料，既有病歷參考，當然是多多益善，此老太太久患糖尿病（diabetes mellitus, DM），由於長期的 DM，腎微絲血管硬化變成糖尿病性的腎臟炎，患者體型略為肥胖，脈頗躁疾，此是昏厥中心臟起代償性的救濟現象，原不足怪，神志昏迷是酸性高 pH↓之故。患者小便因腎絲球炎過濾量降低而不多，糖尿病本能脫水而酸中毒，血中尿素氮（blood urea nitrogen, BUN）高至 176 mg/dL，酸性亦增高，酸中毒的情況則更為險惡嚴重，肋膜間又有積水阻礙呼吸，舌苔乾枯是肺活量不夠，即使用點滴也無效果，院方已盡全力，聘請台大某名教授，其學問、風評、聲望均為大學者風範，但是西醫的用藥範圍本來不廣，治療效果也是缺缺，洗腎已經洗過兩次洗的時候尚可，洗完後不久又發，而且洗腎的間隔越來越短，每當洗完腎後病人非常疲累、痛苦異常。

　　糖尿病之腎炎固屬絲球體腎炎（glomerulonephritis）之一種，但與一般絲球體腎炎不同。前者因糖尿局部小血管硬化而形成，其硬化屬局部性（focal lesion）且進行的程度，也較緩慢。後者乃抗體關係可以瀰漫性地進行 diffuse lesion，病情可以迅速惡化，故尚可處方一救：

生石膏三錢　西洋參三錢　知母八錢　粳米一撮　木防己八錢
　　柴胡黃芩各二錢半　川連一錢　蒼朮四錢　黃柏二錢　熟附塊二
　　錢　吳茱萸錢半　牛七三錢　綠豆衣七錢

囑先速買一劑以應急，遂後電告，再行設法。翌日下午，接來電病情大為好轉，故而再進一劑神志漸漸清楚，由劉醫師俱同病人家屬前來改方，更為處方：

　　柴胡二錢　黃芩二錢　清半夏錢半　西洋參四錢　甘草錢半　防
　　風通聖散一錢半　北五味子五加皮各三錢　桑白皮三錢　木防己
　　七錢　附桂八味丸五錢　麻子仁丸三錢　甜葶藶三錢　天花粉四
　　錢　穿山甲二錢半

藥後得大量大便，並胸水也漸漸消除，乃辭院返家休養，以後曾延我至新竹出診一次而全愈。原來患者是新竹某有名中藥舖的老闆娘，家境本富饒，以後陸續介紹，新竹的病家不絕於途，同時醫院也認為病由他們治愈乃皆大歡喜，我與劉醫師均諱莫如深，彼此心照不宣，病人能解除痛苦即可，何必一定要盡其在我乎？

　　更由於此病家的介紹，在新竹家裡開雜貨舖的另一位陳姓老太太也患糖尿症，但是證象全部迥異，雙腿劇痛，不能著地，其痛如刀割又如火焚，病者徹夜哀號，由其子急促來台北，請我至新竹出診，見病人面色灰敗，舌質胖嫩，面及兩足均帶浮腫，病情雖不同，原因如同一轍，由於兩足劇痛，屬DM血管炎故處方迥異：

　　金銀花一兩　黃耆三錢　生山藥五錢　山茱肉錢半　茯苓錢半
　　粉丹皮錢半　當歸四錢　白芍八錢　熟地六錢　澤瀉五錢　甘草
　　錢半　宣木瓜四錢　牛七三錢　熟附塊二錢　吳茱萸二錢　乾薑
　　錢半　蠶砂八錢

囑服三至五劑，以後改方即可，不必出診。

　　未及三劑，只服兩劑便就好了，以後病家來台北門診，特地帶新竹名產貢丸幾斤略表謝意，治醫至此，亦一樂也。

案例 12

　　我有一位親近住在雲林縣虎尾鎮，常發心跳不止，心肌怔忡已有兩年了，一直治不好，在雲林、台中以及中南部各地求醫都不理想，後來經過一番檢查，甲狀腺機能偏高，認為是甲狀腺過亢（hyperthyroidism），應該絕無問題但是用了各種甲狀腺劑，服藥時似乎有效，若停藥二、三天則立刻又發作，甲狀腺機能的數據無論服任何種抑制甲狀腺亢進劑，雖然略為下降，總是不能盡如所願，心跳心悸，依然故我，近日發作次數漸漸增多。

　　我向來不喜多管閒事，與親朋之間，從不談醫，雖然做醫生，從不毛遂自薦，在她的病情越來越不穩定時，我總是默然無語，內人再三向我訴說，我認為一在台北一在虎尾，未經診無法處方治療，而且明明是甲狀腺病，服藥結果無效，在西醫方面，當然訴諸最後解決的辦法，請求外科支援，最後結果只有一條路，開刀割除，病者不願開刀，這一下子真的非常著慌了，願意北上讓我專門為她治病，治愈再回家。

　　候她的脈搏非常快速，心跳也速（tachycardia），問她有無多汗、怕熱，她說非但不怕熱反而怕冷，更妙的從來很少出汗。此與甲狀腺機能過亢症完全相反，再察面色看舌苔都是平平與常人無異，頸部也正常，當然眼睛也不突出，諸多以上我所提的症狀甲狀腺病，可能有，可能無，自然不能以此為證，但是檢查數據 T_3 偏高是不易的事實，為什麼用藥無效，總不能因為用藥無效，就說是惡性甲狀腺癌罷。談起甲狀腺瘤腫果然沒有，但是患者的乳房經過我檢查發現右側乳房尚可，左側乳房發硬，整個左乳房一如覆在胸前的椰子殼，堅硬絕倫，用細棒輕敲，殼殼有聲，好像打在木製的硬殼上，此乃胸部淋巴腺回流不良，乳房已呈纖維化（fibrinization），冰凍三尺，非一日之寒，乃知本病由來已久，絕非近二、三年發生的，不過近年來症狀明顯而已，其原因伏根在幼年時期。再檢查腹部，膨大而積脂肪，婦女生育過多，至中年之後，恆是如此，原不足怪，奇怪的是周身皮膚乾枯，呈灰色如蜥蜴狀，而且除了腹壁鬆弛幾乎可以用手指輕輕提起外，有很多小型脂肪瘤突起在皮膚上，腹部皮膚皺紋很多，一如老年婦人，她只不過 30 出頭，不可能如

案例 12

此的皮膚，其他也無多大異狀，我只知道她的淋巴腺及脂肪代謝尤其是胸肋間淋巴及皮下脂肪代謝不正常如此而已，醫生不能思及病之源淵，是一樁很痛苦的事，一如我以前在學校裡專門喜歡解數學難題，如解不出來，其納悶苦痛可想而知，我幾乎忘了，自己正在給病人檢查亦忘卻了當時四周的環境，悠悠沉入深思中，因想此病如果動手術開刀，後果無疑地將會非常惡劣……，如果淋巴腺 stasis 而纖維化，則必認為是癌……而開刀。

　　突然一陣電話鈴響，竟將我嚇了一跳，方才回復到自我，一面請她在檢查檯少待，一面去接電話，原來是別的病家，打電話來問病的，經我回答之後，再走入檢查室，再為之檢查時，發現她的肋骨弓異常，左面的肋骨弓高於右側，再請她轉身過來背向著我，乃赫然發現她的右肩胛骨高出左面很多，兩面如此不平均，當然胸廓絕對不對稱，可以說是畸型，乃恍然大悟，並請她回家去照一張 X 光片專照胸腔 chest film 側面及正面各一張，明天再作判讀研究。

　　看胸腔 X 光片，令人大吃一驚，原來她的脊椎是彎的而且彎得相當厲害，一般的駝背的脊椎是向外凸乃成駝背，凡是駝背基於幾何形態，欲使之平衡則必然為雞胸，而她的脊椎非外凸，是由左向右彎曲如圖。正面概圖一望可見左胸廓遠較右胸廓為大，在此種情形之下，心臟的搏動，就比較懸空而沒有胸廓內壁以使心臟的搏動力量產生回饋作用，比一般正常的胸腔中的心臟搏動因反彈力較差，所以要較為費力些，脊椎從小成弧型，由幼小而至成人，並無其他病症發生，可知生物有其適存作用，人類屬於生物，當然早具有適存性，雖然我要感謝 X 光的照射，方能發現此種現象，但她絕不至於這是第一次照 X 光，生平至少已經照過幾次，那有生在現代的人沒有照過 X 光的，可稱之少又少，那末醫生既然早已發現，又為何不對她講而不提異議呢？

　　這是外科克里斯多夫教科書上提過，雖然有 C 字型的脊椎，這當然非內科所能治，亦非外科開刀可以矯正，除了外界看起來畸型外，亦別無他症，而且這位女士連外面都看不出，即使不穿衣服，設或不仔細觀察，也會很輕易地錯過。

由於左胸廓遠大於右胸廓之畸形，所以左邊乳房的淋巴腺，無法似右邊之正常暢達，乃致於左邊乳房纖維化如戴硬殼，而且心臟心支搏動位置離胸壁內側較遠不能直達胸壁呈反饋，故心臟跳動異常，復加有甲狀腺亢進之病變。醫生所注意的重點，只在甲狀腺亢進上，都忽略了她胸廓的畸形，若是單一種病自然可以全愈，如今心臟周圍環境不同，則無法全愈。

　　尤有進者，淋巴腺本為傳遞脂肪的管道，此道不良脂肪異常，其mechanism 則我不知，反正她的皮膚皺紋特多，色澤亦暗，與脂肪有關係加以心臟異常，因而導致神經傳導不良，自主神經系統（autonomic nervous system, ANS）失常，故心跳亢進，非無因也。但又不能真正直指其真相所在，如此設想，我可以自信，雖不中亦不遠矣。乃為之處方：

　　　黑大豆一兩　黑芝麻六錢　何首烏八錢　龍骨三錢　左牡蠣三錢
　　　白人參三錢分三次吞　熟附塊二錢　吳茱萸錢半　乾薑一錢半
　　　柴胡黃芩各二錢　硃燈心五札　蔥白五個　高良薑一錢半　韮白三錢

囑服三劑，心臟漸漸正常，可得酣睡，再連服三劑其病即愈，她因心念自己的店務想立刻返家，再為她處長期服用的丸藥方一張。

　　　龍骨牡蠣各二兩　硃燈心五兩　熟附塊一兩　吳茱萸八錢　生山藥二兩　六味地黃丸二兩　柴胡黃芩各七錢　黨參白人參各一兩　龍膽草八錢　龍眼肉一兩　炒川楝肉八錢　片薑黃三錢　海藻昆布各八錢　夏枯草二兩　黃藥子七錢　紫河車二具　黑芝麻八錢　黑大豆二兩　當歸二兩　失笑散八錢　北五味子一兩　麥冬一兩

水泛為丸日服三次，每次一錢四分飯後。

　　此方用完後，情形大好，再檢查甲狀腺機能全部正常，從此再不心悸，人亦較以前健康多，希望再等一段時間，再來請我詳細一診。

　　我再為她仔細觀察時，乳房依然堅硬如故，絲毫無改善，但是皮膚顏色漸轉正常，腹部皮膚的皺紋，以及 vegaband skin 之情況，統統消失。病家非常高興，順便送了三雙溜冰鞋給小兒，每人一雙，皆大歡喜，由是觀之，

有時候當注意的是一般人所注意不到的地方，設或全依機械或全依一般正常 routine 作業，較少特色，即少有突破，治此種病，就較為困難了。

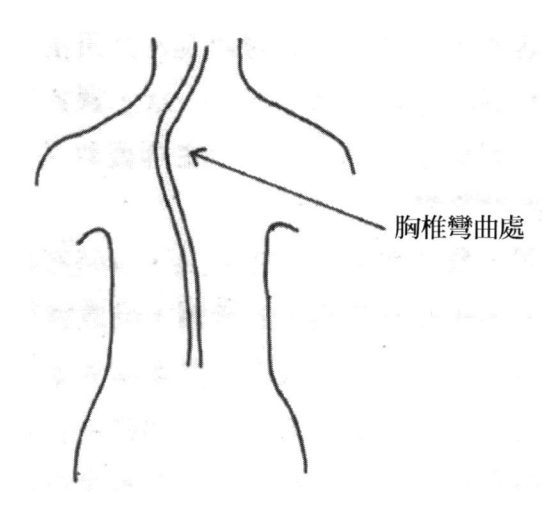

胸椎彎曲處

案例 13

　　台北吉林路的中國文化學院,有一個時期曾經辦過中國醫學輔導訓練班,班中有一位有力人士亦在台中中國醫藥學院執教,彼此以前是舊相識,院方以前為教授代買火車票,也算服務之一。某一次我與他同授課完畢,同時回台北,院方買的車票常常是連號的,因此,在車上彼此暢談闊別,也可消除旅途寂寞。此班由他們發起,他希望我去教《傷寒論》,我慨然允諾每週四下午一次上課約二小時,此班報名要讀的人很多,一連開了幾班,我先後在那裡教了近兩年的《傷寒論》,聽課的人,出席相當踴躍。

　　在此二年間,我的課有時排在早晨,有時在晚上,好在當年,我的業務也不佳,病者寥寥,倒也無所謂,但教書則頗受歡迎。某一次我是教早晨班約十一時許,我課畢正擬驅車返家,一位蕭姓學員,此人極為聰敏,出生門第也頗不差,為人和藹,也頗喜結交朋友,他氣急敗壞趕到我前面說老師,我的妻子每次經來很多且肚子劇痛,他自己處了一方,希望我與他改正一番,經過我仔細盤問後,心想此不過是經痛而已,排卵困難,原因為何,未見病者,當然不可隨便處方,便隨手寫了幾味輕劑略為通經之藥,即行告辭。

　　適至下星期再去教課時,這位蕭先生在我上二樓教室的樓梯等候已久,彼此相遇,稱謝不已說已經好了。不過據我看恐怕不會如此簡單,好在離上課,還有十來分鐘,便請他在教授休息室,略為談談。原來他是師範大學畢業,其妻亦師範大學畢業且出身名門,父親為當時抗日名將官至中將兵團司令,他與其妻都在國中教書,因為是教員故讀書進修的時候,比較一般在工商界做職員的要多,故很喜歡中國醫學。蕭君之妹夫及近親均是西醫,出身於國防醫學院,在三軍總醫院及榮民總醫院任住院醫師、主治醫師者不乏四、五人,對中醫不敢苟同。

　　既然如此乃使我非常疑惑,據我所知,做老師的喜歡談中醫的不在少數,到文化學院中醫輔導班來上課不外有幾個目的,第一種非常單純希望讀了以備將來考中醫師,此類人最多,第二種自己本身有病,醫來醫去,搞不好,何妨來聽聽看看,有無辦法或機會能治愈,第三種乃是想知中醫究竟為何種

案例 13

學問,何妨來聽聽看,一究仔細,此類人最少,第二種次之。如我猜測不錯,則蕭君當屬第二類人,蓋第一類人,聽了我的課,雖然有趣,但不涉及考試,故聽聽而已,不會獨自拜候我。我本是西醫師而非中醫師,對中醫考試無經驗,對治病可能有幫助也!第三種人為對中醫求真理而來,亦很可能找我單獨談談,他們大都於課餘、公餘之暇來我家暢談一番,不會臨時如此緊迫而倉促。

因而相問,我是否要為足下服務,或是坦白地說足下有何相求乎?承告他的妻子常常無緣無故地不是手臂就是腿部發生紫血斑,有時鼻中、牙齦均會出血。因為他們家系中很多醫師,據檢查結果是血小板不足,更有甚者,身體體質非常過敏,用西藥常常發生過敏,感冒服藥更須當心,purine 類藥物一用乃生強烈反應,甚則皮膚潰爛,亦沒有什麼好辦法可以根治,cortisone 不可用,平時發生此種情形亦只能輸血,然不能根本解決問題,故請教惲老師有什麼辦法可以根治,此其一。

更有甚者,乃因此病而不能懷孕,夫婦結褵已近七載,膝下無兒,倍感悲哀,說及此上課鈴響,我不得已只能先去上課再說。其全家都是醫師,何不先請婦產科名醫診視一番,再作處理,醫師治病本是合作性質,何必一定要功其在我,妄自尊大呢?血小板不足本是過敏症,二者互為因果,徒自補充血小板乃治標不治本之法,非但小題大做,而且所費不貲,亦不能解決問題,急救可以,治病恐怕未必高明,須先知道過敏之病灶,究在何處,才可庶幾也。

越數日,他專程前來拜訪,云遵老師所言,偕內人至台灣大學附屬醫院婦產科權威醫師,此位醫師名滿天下,是國際權威,經檢查後,乃告知他們夫婦,他的妻子一側輸卵管已經全部阻塞,另一側內皮高低不平如鋸齒狀,絕對無法排卵懷孕,如果一定要懷孕,只能用移植手術,重建輸卵管,其懷孕的機會只有百分之零點五而已,如此一來夫妻二人面面相覷,無計可施了,只剩下最後一個機會,也可以說是毫無機會,請我一試。

候脈看舌,婦科病似無必要,我又非婦產科醫師。但是高明的律師,為

人辯護，必看法律有無餘地可對當事人有利，高明醫師為人治病亦然，必看病情有否可突破之處，否則人云亦云這種醫生不做也罷。雖屬大醫師決定，為了幫他的忙，我只能儘其所能，苦思一番。在思索之前，先候脈看舌再說，看看有無機會可趁，說實在無甚特別之處，但有一點非常特別，病人每次經來必然腹部劇痛如刀割，病人的面色呈金黃色，氣色不壞，但如金黃色鍍金的佛像一樣，實不多見。有一點我便立即可以確定，此病之過敏，使骨盆腔中臟器（pelvic organ）受如此厲害的變化，非但輸卵管阻塞，更有出血性之出血後腸子腸繫膜之黏連，否則不可能有上述症象。

若要處方則非用通經藥及促進骨盆腔之循環不可，說來容易，做起來卻不如是簡單。尤其腸子蠕動時，牽連甚廣，設如月經來，女性荷爾蒙（estrogen）本有鈉（Na^+）滯留作用，Na^+滯留、血管收縮、水分滯留，腸子動量不正常，腸中因發酵而生氣體，使腹壓升高，則此病當以骨盆腔為主，婦科病為副，血小板過敏則又次之，竟可不問照樣可愈，乃處方：

　　艾葉五錢　生山藥八錢　赤白芍各一兩　三稜莪朮各七兩　高麗參一兩　蒼白朮各一兩　當歸八錢　甘枸杞二兩　桃仁紅花各四錢　川杜仲八錢　茯苓三兩　炙雞內金八錢　玫瑰花十五朵　仙鶴草一兩　阿膠一兩半　仙靈脾二兩

蜜丸囑配一方服完再說。

隔五個月，此時文化學院已經停辦中醫之輔導班了。我閒著無事，正在讀比較高深的尖端醫書及論文，他們兩位來訪說太太經過檢查已經有孕，蕭君大樂，乃特意前來，拜候並致謝意，我連稱不敢，此乃你為人好故得有後。他要請我候脈看看生女或生男，我立刻反對，乃告知脈之不可信，但是有一點卻是極端重要，你夫人本來身體不太好，安胎要緊以免流產，那就白歡喜一場了。乃囑其服用保產無憂散，每星期一服即可，平時日常生活當心勿拿重物，不可勞累，已經足夠了，前次所開之丸藥必須停服。

達月生一子，小名小狗今已9歲矣，長得又壯又大，活潑可愛。近些日

子因感冒前來開方一次。其後蕭君全家並且陸陸續續介紹不少病家。當時文化學院夜間部徐主任聞得，大為驚奇，乃更有後面個案。

案例 14

　　文化學院夜間部徐主任為人風趣，一日互相交談大讚我教得確實有一手，我連說不敢不敢，此乃主任講得好，學生們多多捧場而已。他突然問我，您看我幾歲，當時我想他不過 40 多歲，因為看來只像 45 歲上下，他大笑道我已經 75 歲了，這倒是我始料不及，我便道閣下 75 歲實在看不出來，閣下真是駐顏有術，在下佩服之至，雖身為醫生，長壽妙訣當未悟得，但請指教一二。最後他說有一位年紀與他相近老太太好像是何姓廣東人，還說如果此病能治好，閣下可與華佗、仲景媲美矣。我乃問何故，他說此病已經二十載，幾乎可以說該看的醫師都看了，已經沒有可看的醫生了，如果你能將她治好那還得了。因問何病，他說明天他會拿我介紹的名片到閣下診所來，自然可以知道。

　　翌晨約九時左右，來一位老太太，年約 70 歲，在四十年前因喪偶之痛，復加當時環境極為惡劣，以一老派的女子，怎經得起內外交煎，於是日夜哭泣，先是左邊耳朵突然變聾，後來又經不少醫師醫治，亦未見效，就想反正富貴在天生死有命，再說一個耳朵聽不見，還有一個耳朵可聽，又何必一定要斤斤於此，看醫生所費不貲且病因公說公有理，婆說婆有理。由貧病交迫，平白花去大把金錢，非但醫不好，且是越醫越差，於是乾脆不醫，聽天由命。說來奇怪，過了一年光景，有一天忽然耳朵自己復聽，但是又發生吐血、喀血現象，每天必有血痰，或純血由喉中吐出或多或少。近二十年從未間斷，若天氣變轉，或勞累或情緒不佳則吐血咳嗽轉劇，大口大口地吐，她以為耳聾可以任其不管，劇咳且吐血當然較耳聾要嚴重得多，故而非看醫生不可。

　　二十年之間斷斷續續看了不少醫生，耳鼻喉科、肺部胸腔科、X 光、支氣管透視，甚至中醫高手看了不少，也沒有說出所以來，甚至連喉頭黏膜亦無多大變化，實在無法診斷，乃道出二個字即是「過敏」，但過敏性喉頭出血，實在較為少見。中醫只說是肝腎兩虧血不歸經，於是天昏地黑，治得滿天星斗，毫無結果。後來老太太也生氣了，與她以前耳聾一樣，乾脆不看，預備

等死,奇怪倒也偏偏不死,乃恨透醫生,反正年齡逾七十矣,人生七十古來稀,即便死去夫復何憾,絕對不看醫生。最近因為她的近親徐先生說文化學院夜間中醫輔導班,有位醫生能醫各種特別病,徐先生相勸才前來。在未來之先其女兒勸其至醫院檢查,她本抵死不去,終拗不過兒女孝心才勉強去看,哪知不看也罷,一看更看出了新名堂,據說可能是癌,老太太一聽扭身就走,反正是癌,治療是死,不治也死,死要死得痛快,不如躺著等死,若要真正痛苦不堪,一包老鼠藥,或任何毒藥,走也走得瀟灑,何必零碎宰割,反正總要死的,她早看開了。

我聽了發怔,不知怎樣對她說才好,她雖嘮叨,但部分是實情,何妨年事已高,又有宿病,情緒不良卻也難怪。一般社會人士對醫生的信仰已經漸漸在打折扣,實在無可否認,你們有病要看醫師,不要亂服成藥,此老太太既不看醫生,亦不服成藥。我一面為她候脈,一面隨便閒話家常,逗得她大樂,認為我這醫生還不錯,既不擺架子(我乃一介窮醫生,沒有資格擺架子),亦頗有人情味。我候其脈極細,幾乎候不到,舌苔薄白亦無其他異常,但是咳嗽吐血越來越厲害,吐血之次數及量越來越多。

大凡治病必須知其真相,病情不知,我向例不處方,如咳嗽吐血不可能經檢查而無徵兆,無奈粗枝大葉,必然病灶甚小,一時不易發現而已,尤其耐人尋味者,乃耳聾復聰,轉而咳嗽吐血,幾近二十年,病人形神雖憔悴,但並非憔悴不堪,程度甚輕,百思不解。此病病在喉頭黏膜及我以前所述之第一個案例有相似處,但絕不會吐血,故知其病非但在喉頭黏膜,同時還牽連很廣,由喉頭黏膜漸漸下移,直至肺氣管乃至肺支氣管而肺毛細血管。

此種情形頗似支氣管擴張症,但是又無多痰病症,須大咳而特咳方有少許黃痰、白痰或竟綠色痰不等。唯今之法當先止其血,要止血對氣管支附近環境若不一併改良,可能無效,乃處方:

北沙參四錢　百合四錢　白芨三錢　黨參六錢　杏仁三錢　茯苓四錢　陳皮半夏各四錢　蟲草七錢　天門冬麥冬各三錢半　女貞

子八錢　羅漢果三枚　冰糖八個　仙鶴草一兩半　沙苑蒺藜四錢
鹿角膠三錢　（參三七二錢　雲南白藥六分之一）分三次服

囑服五劑再議。

一星期後老太太攜其女來再拜而謝，咳止血亦停，無以為報 Dupont 高級打火機一隻以作留念，在卻之不恭，受之有愧之下，只能收下，之後一直不發。我再三告誡如發作則請來找我，嗣後亦未來過，寫此文時，如仍健在，此老太太可能年近 80 多歲矣。

案例 15

　　在文化學院中醫輔導班曾治愈過幾個難症,茲再舉一例。我上《傷寒論》頗得學生歡迎常常聽課者滿堂,有時候位子不夠,還得向別的教室去借椅子,每次上課上台時,總有一位青年人很誠懇地端上一杯茶來,當時我也並不在意,時間一久,便留意到此人其面色特別紅,其他亦無甚異常。有一天我正在診所讀書,來了一位訪客,不是別人正是他,我連忙起身讓坐,因問有何貴幹,他說他患腹瀉,時愈時發已有五、六年了,他畢業於師範大學如今在某國中教學,看過很多中西醫師,都是好了一個時期最多大概一星期便又復發,如今已經筋疲力盡,再也支持不住了,而且渾身作痛,尤其兩腿兩個膝蓋特別疼痛,上課站立不到一小時便不能再站。本來至文化學院中醫輔導班來上課,原意並非想做中醫,或參加中醫考試,希望是否可以將此病治愈,因見我上課相當頭頭是道,甚為仰慕,故而每次上課的茶,全由他敬奉,至今實在忍不住而來希望能為他治療,脫此苦海。我連說不敢,足下有斯疾,何不早說早點來,我當為君盡力而為,候其脈洪大絕倫,但相當沉實,此種脈,古人並未說得很詳細,而且常意見分歧,自然不作為憑,當實事求是。此類脈之出現,以腸胃病者為多,尤其是腸子不良者居多,在此種情況下病人之臉色都很灰暗,呈污黑色。但他則不然臉色非常紅,真有如古人所說臉如重棗,此種臉色復加此種脈象,病疾已得知一半。再察舌色,舌苔薄白,餘無他異狀,可知其人一向勤儉耐勞,並非享樂之輩,更可知他生活簡樸正常,並無不正常,何以知之?因舌苔薄白而不厚膩知其飲食相當樸素,並非常吃暈腥油膩,如不吃油膩暈腥,如果生活不正常,遲睡晚起影響自律神經,亦可以使舌苔一片黃厚。更進一步而論,如果呼吸有疾,氧納量不夠,或者血液濃度增高,都可見異常的舌苔。他既然沒有如此症狀,而有腸胃病,並且臉色深紅,則此人必然精神緊張,而極易衝動,時愈非屬治療之效,本是此病之特徵。

　　因而問他,你家中排行第幾,答云是老么,老么父母特別照顧之外,更有兄姊,故多具依賴性,一般家庭老么都比較細心而認真,在這兩種心理條

件影響下，神經質是免不了的，神經質而常腹瀉，時愈時發是神經性之結腸炎，臉色通紅屬 serotonin 之大量增加，serotonin 原為血管動力素，在小腸杯狀細胞中此類細胞又稱嗜銀性細胞（argentaffin cell），西醫除割除之外別無他途，且割除並非真能治愈其病，為我人所共識，隨便用刀圭實非良策。當然先以鎮靜神經為重點，鎮靜之道又當以止瀉為第一要務，因為如 control engineering 然可以互相反饋，乃處方為：

　　柴胡二錢　黃芩二錢　龍膽草二錢半　龍骨三錢　左牡蠣三錢
　　生炙甘草各二錢　法半夏二錢　陳皮二錢　硃茯神各二錢　金鎖
　　固精丸一兩

　　服藥後情況改善，瀉已不若前之厲害，面色仍紅，此病可與嗜銀性細胞在小腸大量分泌之 carcinoid syndrome 嗜銀性細胞症候群相似。此類細胞在小腸中大量分泌 5-HT 即 serotonin，病人恆生面紅出汗、腹痛。但這位先生雖無如此情況，其發生過程與之很近似，再處方為：

　　柴胡二錢　黃芩二錢　龍膽草二錢半　龍骨牡蠣各四錢　夏枯草
　　四錢　炒黃山藥六錢　金鎖固精丸一兩　生炒薏仁各一兩　川連
　　桂心各一錢　硃茯神各四錢　硃燈心七札　益元散一錢

服藥瀉全止，面色潮紅，由深而轉淡一切情況漸漸好轉，再為之處長期方以作調理。

　　生炒山藥各二兩　山茱肉六錢　砂仁炒熟地汁四兩　帶皮苓二兩
　　焦白朮一兩　焦山梔六錢　原白芍一兩　白人參一兩　金鎖固精
　　丸四兩　西洋參七錢　粉葛根六錢　川連八錢　石斛七錢　龍膽
　　草五錢　龍骨牡蠣各一兩　硃燈心汁七札　天麥冬各八錢　北五
　　味子七錢　黑炮姜五錢　熟附塊汁一兩　汁水泛為丸

　　時隔二個月後一切正常，唯感覺肩背及腿恆常痠麻，此是教書久站之故，復由前方加：

　　鹿角粉七錢　川杜仲八錢　宣木瓜一兩　牛七七錢　威靈仙五錢
　　巴戟天一兩　白頭翁六錢　伸筋草汁五兩

囑配丸再服。

　　至是年底大為改善，身體健康，於是雙方從此漸漸密切，竟成摯友。他說在未至文化學院以前，前前後後他花去不少金錢，每月教書所得，花在藥費上，竟去其大半。好在是未婚，孤家寡人一個，否則如果結婚有妻有子，真不知道怎麼過去。進文化學院中醫輔導班的日子，就是要遇良醫治痼疾，如今補習班停開，病已好了，目的已達，更能相識於我，為之額手稱慶。

案例 16

患者劉XX住安康社區，48歲，家境貧困患胰臟炎，經榮X醫院判斷是慢性胰臟炎，腹部時時疼痛，常常無法工作。於是貧病交迫人生處境至此，良為可慨也。求治於我，我也無法幫他的忙，唯一的辦法，與上述之個案相同，儘量使他減輕治病的負擔而已，處方：

  柴胡錢半 黃芩二錢 法半夏二錢 黨參鬚各四錢 川連一錢
  失笑散四錢 黃柏三錢半 焦山梔三錢 生山藥四錢

所以開如此簡單之方，藥味少者，由於病人並無多大症狀，情況更不嚴重，僅僅每天下午或黃昏的時候，時時疼痛，有時痛得厲害時，即臥床不起。今來診時並無如此情形，此方就算功德圓滿。

服後症狀減輕，午後發作更為減輕，較以前好轉很多，故再用：

  生山藥五錢 石斛三錢 藿香木香各二錢半 砂仁二錢半 雞內金三錢研粉分三次吞

無法能證明病究竟是否全愈，而略為改善，可能是心理狀態不足為憑，不想用重藥，只以輕劑漸漸調節，亦即古人所謂之蟲蟻搜剔法也。

一連服十帖幾已完全不痛。最近一、二個月內沒有腹痛、臥床、請假等情況，但臉色灰黃，消化不良，諸現象未能盡除，更處方：

  吳茱萸錢半 川連八分 藿香錢半 厚朴二錢 茯苓四錢 陳皮二錢 柴胡二錢 枳殼錢半 桔梗錢半 炙雞內金三錢 蘇子二錢

慢性胰臟炎，平時隱隱作痛，發作起來，說來就來，亦無預兆；唯一變通的辦法是做些藥粉，一逕服到一切症象解除，氣色好轉，消化胃口改善，則可謂意盡義實，處方為：

  藿蘇葉各二錢半 鑽地風三錢 炒故紙三錢 伸筋草一兩 牛七錢半 黨參參鬚各四錢 柴胡黃芩各一錢 原白芍七錢 當歸二錢半 甘草二錢 半夏一錢 木瓜四錢 羌獨活各錢半 生薑一錢半 大棗三枚 桂枝心各八分

囑先服三劑,在此期間內以六倍之量磨粉,日服三次,每次一錢三分,飯後。經四個月後一切正常,其病若失至今未發。

案例 17

侯姓女子年 38 歲屬勞工，本有勞保可以看，勞保醫院要她開刀，她不願意，乃由人介紹來求診於我。她患的病是子宮外脫症，恥骨下面非常難過，連坐也不能坐。此病又屬婦科病，中國女性多較保守，不太想讓人知道，寧可諱疾忌醫，結果吃盡苦頭，近來新思想較為開放，故而坦白向我講，有否其他方法或者吃藥可使之上升，不再下墜，我的處方是：

丁香八分　白芷四錢　川芎三錢半　枳實枳殼各五錢　桔梗四錢　茯苓四錢　陳皮錢半　五味子二錢半　當歸三錢　竹茹三錢　龍膽草錢半

因為是勞工，身體勞動的時間較多，人本是動物必須運動，運動對人有益，其經濟條件又不甚好，如能用較便宜的處方，先稍稍安定其神經，其動量可由勞工動量自動補足，子宮乃可上升。作此處理蓋不欲貧者多費金錢也。

一個月後又來複診，因而非常奇怪，問她何以一直未來，答云服藥一直很好，故而一直按照此方每星期服一、二次，非常舒服，認為不錯故而一直未來。

我又問她，既然很好，那現在又是為什麼又來了，她說本來認為都差不多了，哪知前二天感冒了又下脫了，再服前藥，連服十劑，全然無效，因而再來請教。

我想起來本省人的習慣，認為醫沒啥道理，藥是很重要的。如果這張藥方服後效果良好，便可一直用，甚至還送給別人用，一直用到完全無效，方才覺悟一方不能治萬病，於是又重新回來，這種情況多以知識經濟水準低或者鄉下常常見之。於是我就勸她了，天下哪有萬病靈丹，若如全靠藥、秘方可以治病，醫生要他做什麼呢？藥店老闆對藥之熟悉遠勝過醫生，中醫講秘方，西醫稱特效藥，均是不想研究，要想僥倖奏功之輩，天下沒有如此便宜之事。不明病理，不知機轉，不符事實是不可以的。此方今天用之有效，可

能明天用就無效，否則拿一本藥用妙方，立刻能醫病，醫科大學只好關門大吉了，所以必須要思考。

當時天氣很冷，又很潮濕，氣溫低則表皮血管收縮，中樞血液轉而增加，其大量聚集之處是在腹腔。女性尤甚，非但在腹腔更在骨盆腔。女子之肌肉及結締組織，較男性為缺乏彈力，更加經過生育，腹腔積聚脂肪，脂肪使腹腔腸子的動量生阻泥作用，動量失常，在彎曲折疊之處，因細菌作用使雜質發酵而脹氣體，腹部壓力因而升高，骨盆腔壓力同時上升，白帶、腹脹、腹痛、月經來疼痛，種種症象包括各種炎症，隨時發生，本來子宮有外脫之症，因之而發，此時再加勞動過甚之情況下，與上面所述之條件，大相逕庭。在此病的前段情況下，勞動可以促進健康，促子宮上升，今在此病之後段情況下，勞動非但不能改善，反而促之惡化。

此一時也，彼一時也，怎能一概而論，奈何一般人計不在此，因不懂醫倒也罷了。如果身為醫師而不自知，只知一味用藥太冷太熱，太涼太補；從不提病。須知藥只是包括在醫中，醫病不一定要用藥，金針就不須用藥，有時連針連藥統統不用，只要改善生活習慣，起居飲食，就可以治病，而且比用藥用針，著實高明，更可以澈底根治。

明乎上述之理由，處方為：

黃耆三錢　枳殼三錢　桔梗錢半　升麻一錢　柴胡二錢　蒼朮四錢　黃柏三錢　益母草四錢　川續斷四錢　藿香木香各錢半　川萆薢四錢　荊芥防風各二錢半　黨參四錢　益智仁三錢半　石菖蒲三錢半

囑服五劑，乃應乎而愈。

從此不再復發，但須時時當心生活條件即可。從此不復發者乃此女年事只38歲，年紀尚輕也，設或50歲、60歲以上子宮外脫西醫除開刀之外，別無他途矣。識時務者為俊傑，當辨情況條件，不可死守條件定義也。

案例 18

葉姓女子年齡 36 歲，由人介紹前來應診，觀其臉色污黃憔悴，衣著也相當襤褸，而腹脹如鼓，但是並無黃疸現象，胃口不佳，常常頭暈眼花。業小販，既無勞保，也無能力到醫院做治療，也未曾到檢驗所檢查，但求我能夠將她的病治好，她將非常感激。我同情心油然而生，乃叫她躺下作詳細檢查，根據平日經驗所得看看是否能為她省下些檢查費用而去購藥。腹部膨脹，站立時尤其厲害，一如懷孕六個月一般，經叩診則幾乎全部是氣體，由心窩至臍下直至恥骨弓上，打叩之聲有如敲鼓。因問飲食情況如何，答少食即脹滿，但過不久又立刻感飢餓，又必須立刻進食，否則便頭暈眼花，某些醫生認為是貧血。但據我看並非貧血，實乃腹內臟器尤其是胃下垂的關係，叩診充滿氣體可以證明是胃下垂，直至恥骨弓上均是脹氣如鼓，更可知非但胃下垂，連內臟亦一併下垂，故非但為 gastroptosis 且更為 visceral pytosis 矣。雖然家境貧困，然在台灣當不至到營養不良而貧血的程度，其所以頭暈眼花，乃是內臟無力下垂。一般女性恆在生產年齡中多少會有此症象，她因終日勞苦，家境不良，而且生育又多，故情況較一般更為嚴重而已，白帶多，腰痠背痛均為壓力的關係。

我的構想當距事實不遠，更因食後即飽滿，瞬間又飢餓，可知食物入胃，胃部收縮力較一般為敏感而強烈，故而飽脹。瞬間又餓，乃因食物太少，胃經消化食物太少後空虛又感餓。唯今治療之法，當改善胃及內臟下垂為主。但因經濟關係又不能用較妥當昂貴之藥，乃處方為：

熟附塊二錢半　乾薑一錢　茯苓四錢　丁香一錢　桂枝心各一錢
木香一錢　砂仁二錢　吳茱萸一錢半　川連八分　人參鬚三錢
黨參三錢半

囑服三劑後再來診治，她又不敢拿藥回去煎服，因為她婆婆說，家中煎藥以後，就要倒霉，人口不安，家人會常常生病吃藥。如此一說，倒將我難倒了，我可以不要診金，甚至連藥費都可以代付，然而不能煎藥。幸虧藥店老闆好

心說，藥他代她煎，煎好了她偷偷來吃，好在住在近處，抽空來一次無妨，如此方算確定。

以後一直沒有消息，過了兩個月之後再來說的確比以前好多了，因為不敢在家煎藥，怕婆婆及丈夫咒罵，希望能用藥粉，乃為之處藥粉方：

  麻黃五錢　附塊一兩　細辛四錢　砂仁四錢　菊花汁三兩　白芷五錢　川芎六錢　丁香二錢　吳茱萸五錢　藁本八錢　生薑五錢　高良薑五錢　川連四錢　荊芥防風各六錢　葱白汁四兩　桂枝四錢　葛根汁三兩　茯苓一兩　焦白朮五錢

三個月後再來，藥粉已經服完，腹部已不再如此脹大，面色也紅潤好轉，一切可說很正常了。她還想再服藥粉，因為以前她忘了述說她的大便總是不太通暢，在上腹部有時會略有脹感，乃為之處方：

  蒼朮三錢　黃柏四錢　八百光三錢　蘇子二錢　茯苓四錢　木香錢半　黨參四錢　白朮四錢　甘草二錢　厚朴二錢　吳茱萸一錢　石斛三錢　白芍四錢　川連八分　炒草決明三錢　炙雞內金三錢　牛膽末三錢　生山藥八錢

用五倍之量做成藥粉，日服三次每次一錢四分飯後。

迨至明年元旦過後不久，藥房老闆前來拜年，說起此女子已經完全全愈，此事我已經完全忘記。由他提供所有的資料，方才順筆在此一提。也算是一種怪病，病人境遇又極為可憐，貧窮之人本來身體健康為第一本錢，設或病不能治療，又無法工作，前途茫茫，真不堪設想矣。豈但貧者即富貴人士，若是生病纏綿床第，恐亦未必是件樂事，健康第一便是人生最大幸福，非虛言也。

此病之所以治愈，全憑病人的症象，及由環境作一推測，其他脈舌、醫院證明、檢驗單，全部闕如，空中樓閣，便已全愈，也是人生一大快事。

案例 19

　　劉姓老者年約 64 歲，素有高血壓，經醫院用高血壓藥降壓，業已有十年之久，可知其過 50 歲之後已經生此症狀。如今血壓上升極為頑固，降壓藥之劑量已漸漸增加，且有將控制不住的傾向，其人經用降血壓藥為時頗久，故精神極為委靡，全身困倦，終日昏昏沉沉，似睡非睡，又似夢遊，自稱如一遊鬼孤魂，飄飄蕩蕩。人生樂趣盡失，不如早日大歸，比較爽快了事。

　　自稱現在之血壓為 135/96 mmHg 左右，再降亦無法再降；頭劇痛，腰痛如折，觀其神色慘淡。血壓雖然重要，情況大為不對，不可硬降血壓，當先知其血壓升高之原委，再作道理，今先處方為：

　　當歸三錢　原白芍二錢半　菊花五錢　柴胡二錢半　焦白朮四錢
　　茺蔚子五錢　川芎五錢　熟附塊四錢　黃芩二錢　五味子三錢
　　桂枝錢半　乾薑三錢　茯苓四錢　黨參四錢　二冬四錢　夏枯草
　　二兩

候其脈沉細而濇著，血液循環，血管彈性已經大為改變，乃囑連服三帖，但藥中切忌再用西藥降壓。即使要用，非萬不得已，不可再用，看初診為 5 月 19 日。

　　次日由其家人來電云服藥後突然昏厥倒地，頭撞及家中傢俱，乃至鼻青眼腫，請示立刻處理辦法。我心中大疑，服我之藥絕無可能如此，因問有否仍服西藥，答云有，我心頗不解，因思必有緣故。乃再問，我開方後再三請其停用西藥，何故不聽我言，家人答云，以前曾服中藥效果不良，故而不敢立刻停止，仍中西藥併進。我頗不樂，答云既如此不信，又何必來看我，既要中西藥併進，則中藥不服也罷，又何必多浪費金錢，去看西醫可也。中西醫藥有時可併行而不悖，且更有相加相乘之效果。但今在此處卻不可以合用，故乃再三叮囑，既無信念，可不必再來看矣，家人云尚有兩帖藥如何處置，我答道如不信我，可以將藥拿來，由我簽字負責退款，若仍信我則可繼續服用，但不須中西醫藥併進，兩者任君選擇可也。

如此以後便無消息，至 5 月 23 日病人由家人扶持前來，謝云不聽君言致有如此結果，聞君高見後，實別無選擇矣，乃依言盡服另兩劑，精神較前爽慧，但頭仍痛，且渾身痠痛，更甚於前。我說渾身痠痛，本來如此，閣下年事已老，再經暈倒閃跌，痠痛加倍，這還算大幸，否則別生枝節則更慘矣，乃更為處方：

黃耆二錢　地龍三錢　當歸四錢　菊花三錢　茺蔚子三錢　川芎三錢　熟附塊三錢　乾薑錢半　黨參四錢　黑大豆一兩　茯苓四錢　白朮三錢　甘草錢半　麥冬四錢　蔓荊子六錢　鈎藤四錢　夏枯草一兩

5 月 26 日三診時，渾身痠痛減輕，頭痛亦減，但感舉步沉重，如戴腳鐐，手情況則大輕鬆，自稱十年之內來，無如此舒服，更處方：

砂仁三錢　炒地黃四錢　石菖蒲三錢　山茱肉二錢　麥冬三錢　石斛三錢　當歸二錢　熟附塊三錢　遠志二錢　肉蓯蓉三錢　五味子三錢　川芎三錢　巴戟天二錢　鈎藤四錢

服五劑再論。

6 月 2 日四診，大為輕鬆，渾身舒泰，於是已經不再沉重，雖不能健步如飛，卻也步履安泰，遠非昔日常服西藥時可以比擬。雖頭痛有減輕但仍有些許，且有暈眩，乃處方：

生薑錢半　熟附塊三錢　焦白朮四錢　原白芍四錢　茯苓四錢　細辛三錢　白芷二錢半　川芎二錢　天麻二錢　牛蒡子四錢　陳皮半夏各三錢　蔓荊子一兩　菊花七錢

囑服二至三劑。

血壓之高本屬血管硬化，血液濃度增加而來，或由腎臟血流變性產生之高血壓素 angiotensin 不能為腎臟破壞而發。徒硬降血壓，而不計其原因，可導致心臟擴大，心冠狀動脈栓塞，尤有進者腹腔血流回程受阻。蓋降血壓藥，無不以擴張末稍血管為能事，有時可導致胃腸出血，若血管硬化本來已經非

常脆弱，不幸之時可以破裂，大量出血急救不及而死亡。因而問其最近血壓情況如何，答云本來很高，如今一高一低頗不穩定，茲擬清血平壓，一切以調節疏導為主，乃處方：

　　八百光三錢　熟附塊三錢　北五味子三錢　麥冬四錢　牛蒡子四錢　土川貝母各三錢　白芷三錢　細辛三錢　川芎二錢　鈎藤四錢　蒼朮四錢　槐花三錢　蔓荊子六錢　菊花四錢　夏枯草八錢　大活絡丹三錢分三次吞

　　7月29日來診時，頭不痛，脈象平正，血壓已經平順在130/90 mmHg左右，如此已經足夠可以維持，不可再降，否則又要昏厥矣。其血壓之水準較平常為高，乃年老動脈硬化之代償，絕不可再行硬壓，乃處方：

　　北五味子四錢　麥冬四錢　黃耆二錢　當歸四錢　黃柏三錢　焦白朮四錢　青皮陳皮各三錢　澤瀉五錢　葛根四錢　焦六曲三錢　蔓荊子一兩　丹皮一兩　菊花八錢　天麻二錢　熟附塊三錢　鈎藤三錢　蔥白三個　生薑三片　白犀角一分分三次吞

連服七帖再議。

　　從此以後漸入順境，一切正常，精神爽慧，所有陰霾盡行掃除。再十日即來診請開長期方，西藥已經全部不用矣，又恐再發，不敢全棄，我嘆云血壓之高不可硬幹，與其用藥，不如運動，作柔軟體操，或常常晚上作慢跑運動，購一萬步錶，掛在腰帶上，每天晚上走五、六千步，勝用藥多矣，又何必一定要用藥，全信書不如無書，全信藥倒及不如無藥。醫生之言只可半信不可全信，此當今名醫台大附屬醫院院長楊思標先生之名言也，我極為佩服，讀其文似見其人，必為豪俠英爽，直言無忌，觀念超拔，乃醫中大丈夫也。因引楊先生之言勸導之，彼亦從善如流，我便將上藥六倍之量，使之作藥丸，平日運動如有感冒不舒，可前來就診，略作些調節即可。至今康壯勝於往者，尤其心神振奮愉快，不可與當時同日而語也。

1981 年

案例 20

　　林先生32歲係板模師傅工人，從四樓摔落，幸好命大，大腿骨折而已，經醫院處理接好後，渾身痠痛，無一刻安定亦不能步行，由家人用擔架扛來，將我嚇一跳，因想渾身疼痛絕非單單大腿骨折，大腿之傷不過是其中大而要之者，從高樓墜下例在不救，今僅大腿骨折恐怕診斷了太呆了些，有是形象則有是病，今有是病難道無形象嗎？恐怕未必，只是粗心找不到而已，X光上找不到，並不能排除有其他傷裂及病態存在，而且經開刀接骨，夫骨頭者乃人體全體重量之支架，骨折予人的緊張（stress）極大，甚則因影響的太大而可致生癌，此不可不知一也；復次受重墜之影響，所有的小骨骼、筋腱、肌肉無不受影響故而全身痠痛，表面上病似愈，實則仍在進行中此不可不知二也；用藥須面面俱到即使過於駁雜，總以使之速愈為上策，否則夜長夢多難免生變，病人不知，我知甚詳，當使其立愈：

　　　續斷三錢　兒茶二錢　茯苓四錢　川芎二錢半　當歸五錢　遠志二錢半　蘇木四錢　蟹殼八錢　丹皮四錢　桃仁四錢　甘草錢半　參鬚四錢　菖蒲二錢半　丹參三錢　仙茅四錢　白芍三錢　黃耆三錢　紅花三錢半　乳沒藥各二錢　五味子三錢　狗脊四錢　骨碎補四錢　合計二十二味

囑服三劑，初診時為8月21日。

　　於9月12日再來診時疼痛大減，但感覺頭暈有時很痛，記憶失常，事情都記不清楚，此乃不出我之所料，非但接骨後病未了斷，乃致渾身疼痛，如今渾身疼痛，已為之治愈，頭暈頭疼接踵而來，復加記憶不清，徒云外表腿骨已經接好，僅為粗枝大葉而已，粉飾太平，終將一一發作，必須逐步為營將之根治。

　　　　當歸三錢　　乳沒藥各三錢　　雲南白藥一次八分　　川芎三錢半　　鈎藤四錢　　石決明二錢半　　花蕊石三錢　　白僵蠶二錢半　　牛黃清心丸錢半　　紫丹參四錢　　羚羊尖五分　　西洋參二錢

囑服三劑，以後每週一帖。

　　俟三星期後，才完全恢復，機能正常，再來診時，我對之云一切正常，已經不須再服藥，以後自己調養，工作小心便可了。

案例 21

　　周先生是一名 57 歲的漁夫，他已經病了六年，看過不少醫生也說不出一個名堂來；經人介紹乃專程從台南來台北求診。他因以打漁為業，經年累月與海風海浪搏鬥，得了一種怪病就是左臂舉起來，有如電擊，立刻昏倒，不省人事，至少要等二十、三十分鐘才漸漸醒過來。現暫住親戚家希望我為他治療。

　　觀其人很純樸，滿面風霜，長年海上生活在他臉上刻下了難以抹滅的痕跡。舉左手而立刻昏倒，必與神經，尤其是頸椎神經有關；必然是因某一部分的肌肉特別緊張而堅硬，當左手舉起時，壓及神經血管，乃生一過性的神經傳導不良及循環障礙。為之處方：

　　　　北五味子三錢　焦山梔三錢　原白芍四錢　陳阿膠三錢　黃柏三錢　珍珠母三錢　柴胡黃芩各二錢半　山藥四錢　麥冬三錢　參鬚三錢　川連一錢半　川貝母一錢　陳皮半夏各二錢半　牛黃清心丸三分　杞菊地黃丸五錢

囑服三劑。

　　服後情況大為好轉，左臂舉起電擊狀況減輕，猝然昏倒情形改善，不再猝然昏倒。唯感頭部仍重振振欲擗地而已，更為之處方五劑：

　　　　茯苓四錢　蒼朮四錢　雞子黃二枚　柴胡二錢半　川連一錢半　甘松二錢　黃柏三錢　赤芍白芍各四錢　鱉甲二錢　焦山梔三錢　八百光四錢　五味子三錢半　米炒麥冬三錢　陳皮半夏各二錢半　竹茹三錢　甘枸杞四錢　牛黃解毒片一錢　川貝母一錢分三次吞

　　顯然情況改善仍感有些麻木而氣結者，多半為頸椎影響喉頭而生的反饋作用，其間雖無解剖上的連繫，但在生化方面，雖不能證明，亦不能否定毫無關係。又為了調節血流，乃處以上方。

　　過了五日前來複診，稱一切正常，即無舉手如電擊的情況，頭亦不暈，更不會猝然昏倒。前方至此已經完全奏效，為防其再發，再處以下方：

焦六曲一錢半　黃耆四錢　黃芩四錢　北五味子二錢　木防己五錢　馬齒莧四錢　川連一錢半　陳阿膠二錢　參鬚二錢　蒼朮三錢　赤芍白芍各五錢　砂仁炒熟地四錢　八百光四錢　焦穀麥芽各三錢　當歸三錢　麥冬四錢　枸杞四錢　川貝母一錢　甘露消毒丹一錢半

　　此病之關鍵在頸椎，所以會產生如此奇怪症狀及頸椎間板有偏差壓力不平均之現象。因為他是漁民，經常捕漁拉拖魚網，魚網很重，除了靠此為生者，一般普通人是不能勝任的。但是拖拉魚網，兩手必須同時著力，一般人右手之力總較左手為大，雖然同時著力，右手之力量及肌肉遠較左手為發達，右肩自然亦不例外，久而久之，乃生偏差，左手越來越感乏力而影響頸椎，使同一頸椎之排列成右面隙縫較寬而左面較窄，故而一舉手如電擊，進而影響上面左頸內動脈，遂猝然昏倒。乃請其去照側面及斜面的 X 光片以作比較，果然不出所料。然而何以用上方可以有效，蓋因上方不在頸椎上用功夫，即使要在頸椎上用功夫亦未必見效，非但不見效可能適得其反，不如直接從內頸動脈、左面喉頭等黏膜著手，更用鈣劑穩定神經較為有效；但必須有一條件即是不可再出海打漁了，否則會復發，因而在他臨走之時，勸他不要再去打漁。他答道自從得此怪病，已有五年不出海了，現在是由兒子、女婿出海，自己在家休養，含飴弄孫。可見早婚的好處，兒女都長大了，自己可以退休了，僅僅 57 歲就已經做祖父了，真是好福氣，也使我羨慕不已。

案例 22

　　由於治好上個病例，台南鄉下大為驚奇，又介紹一位患者前來，亦是暈倒，但條件完全不同。患者姓李，只有 17 歲，每餐飯後必猝然昏倒需二十分鐘再自己悠悠醒來。

　　此案例的條件與前一位先生的條件完全不同，其猝然跌倒在飯後，當然絕非頸椎關係，乃是胃腸關係，可能是胃及食道過敏，如何過敏法，不能隨便亂講可以過關，否則下藥不靈，則如何自處。於是問他在猝倒以前，自己有無感覺，答云有感覺，胸口很悶，於是出冷汗，再猝倒，與前面之個案如電擊而倒，全然不同。如說是胰島素（insulin）不夠，還不致於如此之速，食物下胃即倒，胰島素之分泌還不及如此之快，必然是食物下胃，胃立刻起收縮；胃既收縮，食道之蠕動隨之而變化。食道蠕動若變化劇烈，則可以影響縱膈腔中的肺臟及心臟；其影響之傳導，必然由 ANS 血管、胃蠕動上而影響食道，進而影響縱膈腔內器官；下而影響十二指腸，因十二指腸之動量不正常，可以間接影響肝膽，尤其是膽汁之分泌。因而處方（初診時間 1984 年 9 月 25 日）：

　　　川連一錢半　吳茱萸八分　木賊草三錢　黃耆三錢　當歸四錢
　　　生熟地各二錢　黃柏黃芩各一錢半　清半夏二錢　豬膽汁一錢半
　　　炙雞內金三錢　黨參四錢　茯苓二錢

囑服三劑，三劑後病人自己再續服二劑，共五劑。

　　俟同年 10 月 13 日前來複診，情形相當不錯，唯飯後仍感發悶，更為處方：

　　　生山藥一兩　山茱肉一錢半　茯苓四錢　砂仁炒熟地四錢　丹皮四錢　澤瀉四錢　清半夏一錢半　黨參四錢　焦白朮四錢　黃耆當歸各三錢　黃精四錢　五味子一錢半　甘枸杞四錢　炙雞內金二錢

服三帖後霍然全愈。

此病本屬神經性食道擴張，胃動量不正常症，一切檢查都是白費，必須多加思考方為上策。進食後立刻暈倒，醫院的醫師都認為他是歇斯底里（hysteria），實則非也。

　　此病雖輕，判斷正確，卻也稍難，可知凡一種病解釋清楚，與事實絲絲入扣，方可治療，否則總嫌隔靴搔癢，不著邊際也。

案例 23

　　我的病家大概以中上級的居多，上級病人社會條件環境優良者亦多，家境中下級的病人反而較少，原因倒不是我為人勢利，乃是我開的處方有時候藥味既多，藥品又貴，一般人比較負擔大。此並非我有意如此，到我診所來的病人均是東看西看，治了不少時候，病亦較重，比較難治，若是開些平淡藥，或者像四、五十年以前一般開上八、九味藥，實在難以見效，更有進者，病家之來都由遠處，很少有隔壁附近病人，尚且大都看過中醫、西醫，甚至進過大醫院動過手術，實在是極不得已的事。

　　但是這一次，我看到了一位家境較為艱難的病人，此病人姓雷，只有 19 歲，由其父親及兄長，交換背著走來。視其父兄之狀況，頗為憨厚，一望而知是境遇較差的鄉下人。這孩子雙手雙足均呈彎曲狀，面色蒼白，瘦骨嶙峋，雖然已經 15、16 歲，看起來卻只有 11、12 歲左右，四肢已萎縮，連連氣喘，咳嗽不止，神色呆滯，常致呼吸停止要用抽痰機抽痰。是從附近一個貧民醫院中，經人介紹偷偷背負而來，其母親因愛子心切，更是聲淚俱下。

　　根據病史，發氣喘、咳嗽從小就如此，現在已經 19 歲，望之幾已不成人形，宛如風中殘燭，家又一貧如洗，貧民醫院哪能醫得好此種病，現在這樣情況雖至貴族醫院、開放醫院已經太遲且未必有效。候其脈細疾無倫，知為窒息之緊張恐怖無疑，我不禁凄然動了惻隱之心，乃握筆苦思，必須要想出一方既便宜又要有宏效，庶幾背城一戰，經五、六分鐘思考之後，處方為：

　　炙蘇子三錢　生薏仁五錢　藿蘇葉各四錢　吳茱萸一錢半　黨參六錢　焦白朮四錢　桔梗二錢　枳殼三錢　甘草錢半　白芥子二錢　生薑錢半　高良薑三錢　陳皮半夏各三錢　魚腥草八錢　乾薑一錢　廣玉金三錢　金銀花五錢　石葦一兩　茯苓四錢　川連八分

囑先服四劑再說。

　　時隔三天，我天天忙於診病，早已漸漸忘了此事。似乎在午夜十二點左

右，突然接得其母親來電告急，云起先服藥平平，第三帖服後略為改善，但服下第四帖後眼睛往上翻，脈搏已經停止行將窒息矣，現在正用氧氣罩急救中。一般人聽了，必然魂飛魄散，我當然胸有成竹，我們可知假設病人因服藥而致此，則第一帖藥便能變成如此，何待服第四帖，尚且本來就已經改善。其原因乃因病人家貧，付不起昂貴的藥費，若用高貴藥品，自然溫和而可靠，今用便宜經濟之藥，藥力猛、藥量重，乃有此反應。病人不諳醫理，僅僅強調病勢危急而已，我即回答，說無關係，等他高峰時間（crisis）一過，再服無礙。

　　病家經四、五個人介紹，故對我深信不疑，經我一解釋，心情當然平靜下來，而且不治的話也差不多了，治假如死，不治亦死，不如乾脆再服，次日來電，情況已經好轉，想再來候診，我說無妨，不須再看，先連服四劑再說。

　　三日後情況大瘥，不是背著來看病，而是扶著來看病，乃再為之處方：

　　　熟附塊三錢　乾薑一錢　吳茱萸一錢　焦白朮四錢　茯苓四錢
　　　甘草錢半　高良薑錢半　生薑錢半　炒山楂三錢　枳殼三錢　蘇梗子各三錢　五靈脂三錢　炒蒲黃二錢半　大棗五枚

囑服五劑以後，每星期服一劑或二劑直到全愈為止，不必再看了。

　　嗣後則未見任何消息矣，一直至最近，我到車行修車，有一位青年，對我極為熱忱，我也不知何故，他問我惲醫生你還認識我否，我說足下對我熱誠服務，我非常感激，但恕老朽眼拙，實在不知足下為何人，幸勿見怪還請明示。

　　他的回答是在三年以前，你還記得一個姓雷的病人乎，我想了半天，方才想起，似乎有這麼回事，他說我就是病人的哥哥，當時我曾背我弟弟前去看病，我乃恍然大悟。身為醫師最要緊的當然是問病囉，我幾乎忘了自己在車行修車，隨即問道，你弟弟後來如何，他道後來就這樣按你的指示服藥，如今已經完全好了，要跟他哥哥共同修車，為人服務，我聽了為之感慨不已，呆立良久，竟不知車子已修好，可以開回家了。

案例 24

　　張XX，男50歲，係退伍軍人，家境貧困而患肝硬化病，鋅濁度試驗（zinc turbidity test, ZTT）高至28以上，且α-fetoprotein也很高，周身黃黑，夜不能寐，在CT scan及echography上見有黑點而已，其餘無異樣。因不思飲食，日益消瘦，自揣已不久於人世，經人介紹，姑妄試之，先穩定其神經，使其夜能安眠為第一要務，夜不眠是肝的關係，不須治肝，當先清理而兼鎮靜：

　　　　炒黃芩一錢　龍膽草一錢　焦山梔一錢　澤瀉一錢　當歸五錢
　　　　地黃三錢　茵陳五苓散四錢　黨參四錢　焦白朮四錢　茯苓五錢
　　　　甘草一錢半　砂仁二錢　藿木香各一錢半　高良薑一錢半　炒山
　　　　藥三錢　失笑散四錢　肉蓯蓉五錢　大棗五枚

囑服三帖，是日為10月17日。

　　10月24日二診，睡眠略好，精神較爽朗，唯胃口仍不佳，腹脹不減且畏冷，乃處方：

　　　　附塊三錢　乾薑二錢　吳茱萸二錢　原白芍六錢　茯苓四錢　黨
　　　　參四錢　焦白朮四錢　甘草一錢半　木香一錢　桂枝一錢　肉豆
　　　　蔻三錢　胡蘆巴三錢　炒山藥三錢　川楝肉二錢半

囑服二劑。

　　10月31日三診，因受寒而導致腹瀉，心悸怔忡，渾身痠痛，且要噁心嘔吐，兩腿尤其痠痛，乃處方：

　　　　柴胡二錢半　桂枝二錢　乾薑一錢半　附塊三錢　左牡蠣三錢
　　　　土貝母三錢　吳茱萸一錢半　桃紅花各三錢　當歸尾三錢　原白
　　　　芍四錢　甘草一錢半　參苓白朮散四錢

　　11月5日四診，腹瀉略止，仍有時瀉，手足厥冷，人感脫力，夜寐多夢，心悸怔忡時有時無，渾身痠痛，兩腿痠麻，噁心嘔吐均除。

　　　　黨參四錢　焦白朮四錢　茯苓四錢　甘草一錢半　龍眼肉三錢半

65

龍膽草二錢　附塊三錢　乾薑一錢半　吳茱萸一錢半　杜芡實三錢　竹茹三錢　參苓白朮散六錢　咸豐草二錢　肉豆蔻三錢

囑服三劑。

以此病之來勢，極為兇險，病人心悸怔忡，時時有死亡之預感，且連續腹瀉，鈣、鉀等電解質均大量流失，故不敢令其服五劑、六劑再來，只能走一步算一步，服二、三劑後再視結果應變之。因想代謝藥、收斂劑、鎮靜劑均不能使之止瀉，此必心臟因瀉而生問題，肝臟因瀉而更惡化，蛋白之滲透壓不夠，要轉其逆境，非用特殊之方法不可，時11月7日（五診）。

柴胡二錢半　枳殼二錢　桔梗二錢　藿蘇葉各一錢半　厚朴一錢半　茯苓三錢半　陳皮三錢　肉桂一錢　參鬚四錢　炮姜二錢　枸杞三錢　黃耆三錢半　半硫丸二錢分三次吞

11月12日六診瀉止，手足厥冷回溫，人乏力止，夜寐多夢亦改善。

黃耆四錢　白朮四錢　升麻一錢半　陳皮二錢半　當歸三錢　人參鬚三錢　柴胡二錢半　甘草一錢　枸杞四錢　八百光三錢　半硫丸二錢半

服二至三帖。

11月14日一切正常，唯又見頭痛鼻塞，蓋肝病，無論肝硬化、肝炎，蛋白質均不夠，但又不能令其多食蛋白，蓋糖及脂肪不可能使人過敏，能使人過敏者唯蛋白質而已。究竟哪一種蛋白質易於消化，易於為肝所利用，則不得而知。大部分蛋白質當肝機能衰弱時，非但不能利用，反因肝衰弱而導致過敏，大都使病情更為惡化，故西醫囑病人吃蛋白質以補充肝機能，其說法值得商榷。其人之所以感冒乃蛋白質過敏也，不得以再重新處方以治感冒。

菊花三錢　麥冬四錢　甘草一錢半　黃芩二錢半　細辛一錢半　白芷二錢　川芎二錢　二活各一錢半　荊芥防風各二錢半　當歸三錢　蔓荊子六錢　柴胡三錢　龍膽草一錢半　苦參四錢　大棗五枚

囑服三帖。

11月31日八診,感冒風寒既已全部清楚,則須趁勢將其肝臟修護,或許更為有效。

熟附塊四錢　肉桂八分　桂枝一錢　乾薑一錢半　生山藥五錢
山茱肉一錢半　地黃五錢　丹皮四錢　茯苓二錢　五味子三錢
蒼朮二錢半　黃耆三錢　當歸五錢　澤瀉五錢　九香蟲二錢半
製香附三錢　甘松三錢　黨參四錢　鹿茸一錢半　半硫丸三錢半

囑服三劑全部康復,一再經過檢查都亦很正常,乃將本方以五倍之量蜜丸,每日三次每次二錢飯後。

此病之所以能全愈,乃得之於病家的完全信任,雖為肝有問題,或竟為肝硬化,但肝硬化之區域在肝背面而非門脈區域。設或在門靜脈區則門脈壓高時必然產生腹水,如有腹水則醫治較為難矣。綜合觀之,此為神經性之成分較血流性為大,肝功能差,糖代謝雖低,肝硬化尚能漸漸使之恢復也。所以列於特殊個案者,乃不直接治肝,反間接治療胃腸,鎮靜神經以奏功,非如一般肝炎、肝硬化處理辦法,故為之記錄於此。

案例 25

鄭女士於 10 月 11 日來診，業教員年約 30 出頭，懷孕後頭皮奇癢，不禁用手去抓，則頭皮層層脫落，且有黃水流出，其夫之弟即其小叔，係台大醫學系畢業，現在台大當住院醫師，迭經醫治始終無效，乃轉而求診於中醫，終不見效，其翁為陳 XX 為基督教之長老，亦做生意，在商界頗有地位，與我素曾相識，但非由其翁介紹來，是由教會教友介紹前來求診，未來之前頭皮脫落痛癢兼具，實在無法忍受，欲跳樓自殺，因非但難過，抑且頭髮一層層脫落，有礙觀瞻，終日用布包頭，藏匿在家，洒洒惶惶，但求速死，為此來診所時，痛哭涕零。

其病之所以，不十分簡單，原因複雜，心理性、生理性兼及病理性，心身常恐大變，又更懷孕醫生不敢用藥，因多種藥，無論中西，孕婦均忌。要對數方面都具影響之力，用藥處方，不能簡單，自不得以也。

白蘚皮六錢　蟬蛻三錢　青麟丸一錢半　赤芍七錢　當歸五錢
蛇粉三錢　白斂八分　升麻一錢半　黃耆三錢　全蠍一錢　甘草節三錢　枳殼四錢　白芨三錢　蒼朮四錢　大小茴各五分　生炒薏仁各五錢　玉竹四錢　丁香八分　龍膽草一錢半　菊銀花各五錢

如此仍嫌不夠力，囑連服五劑，並以菊花煮湯洗頭，內外雙治。

10 月 24 日二診來前，癢感減輕，頭上黃水仍連續出而不斷，頭皮脫落略瘥，所以收效略嫌緩慢者，乃備多而力分，藥力不及夠也。

蛇粉三錢　大小茴各一錢半　黃柏三錢　荊防各三錢　丁香一錢
川草薢三錢　桑白皮一兩　蛇床子八錢　蒼朮四錢　當歸尾三錢半　麥冬四錢　連翹四錢　白蘚皮二兩　珠黃散一錢

此方之力，較前方不止大上幾倍，囑服五劑。

此病之所以纏綿不止用藥收效慢者，非我處方之過，實乃彼亂服藥，急病亂投醫之過，故非獨有上述之症狀，第二次來時，全身有紫斑，尤其在肩

腋部特多，她十分相信我，亦絕不因服藥之後產生此症狀，而怪我處方不靈，故而大舉處方，即書如上，我有自信必然可以大大地改善。

11月5日三診一問大為好轉，頭皮不脫不癢亦不出黃水，且頭髮已有幾處漸漸長出新髮來，她大為興奮，堅請再速處方，使她脫離苦海，則感激不盡，我答道，治病而愈，乃醫生之責任，何謝之有，君對我深信不疑，我必於最短期使之全部康復。

　　白蘚皮七錢　青陳皮各五錢　何首烏四錢　蟬蛻三錢　苦參二錢半　玉竹三錢　天麥冬各三錢　大小茴香各一錢　胡麻仁四錢　乾薑一錢　連翹四錢　北沙參三錢　防風通聖散一錢半

囑服七劑。

12月4日來診時，一切正常，頭髮都已正常，唯仍略嫌短些，但頭皮完全健康，不必再戴帽可以戴假髮，視如真髮，心理負擔大為減輕，請處調理方，我治病之目的，為治病而治病，應該如何，便如何，乃云本方尚佳可以七倍之量研末水泛為丸，服二、三個月後自然全愈，不必再處方也，她深信我之所說，乃一切照辦。

至陰曆年來舍拜年，已產一男嬰，自己已滿頭青絲，倍感快慰，送巧克力糖二盒，水果一籃，聊表寸心，我堅辭，彼回請，因我與其翁素相識，乃云若非惲叔叔將我治愈，恐怕我已不能來拜年了，真是言重了，在卻之不恭，受之有愧之下，只能收受了。

此病自始至終，雖為細菌性之感染，但用殺菌消毒劑，始終無效，一如當年文藝復興前後之生大疫病，人口死亡泰半，或竟又如一般之感冒，在平時不發，一至流行時期就大發，所以稱之為流行性感冒，其實一般性的病，都具有流行性，不過大家並不在意而已，除細菌為疾病的本體之外，必然有某些條件，使之入體中產生有利的環境，然後會發作。

女性的結締組織（connective tissue）本來較男性為弱，更且因須生育的關係，而有月事與內分泌荷爾蒙（hormone）之關係，極為密切，不像男性之如此單純，而性荷爾蒙又每一個月，須調節一次，在生理期間，組織變化

多，尤其是內分泌，對電解質、自律神經、血液循環都具莫大的影響，有些更有心理上的變化，懷孕期間亦復如斯，此女子身體本弱，易受細菌感染，懷孕後感染之條件加重，感染之處又在頭上，女性愛美是天性，乃對其心理受威脅更大，情緒神經之緊張，又復加深其發作而不止，所以要治此病，須從以上多方面著手，單憑殺菌之抗生素，或者中醫的所謂祛濕劑，無法治愈，又加以亂投醫、亂服藥，乃生過敏，免疫力降低，這樣地多面性、複雜的環境條件下要處方治愈，若非別出心裁，難以奏功也。

案例 26

陳先生，60歲由基隆來診，進門時由子二人扶著進來，右腳劇痛，從腳跟起至腳趾均麻木且痛，舌苔白而乾裂，脈弦數且緊，年輕時，不忌酒，此種病症已拖延近三年，光請西醫看，醫院看不愈，又延中醫看，腳反更痛，判斷此病，絕非一般性所謂風濕痛，亦非痛風，其特殊現象，痛時具燒灼感，且腳上之皮膚發亮，此非其他之疾，乃老血管硬化，末梢離心臟遠，年輕時酗酒，又傷酒色，故末梢血管擴張收縮，因硬化而失其常度，由此而生靜脈炎兼靜脈回流不良。

　　黃耆三錢半　當歸尾四錢　木瓜三錢　松節三錢　淨蠶砂六錢　鑽地風三錢　黃柏三錢半　蒼朮四錢　千年健四錢　桃杏仁各三錢　甘草節二錢　赤芍五錢　雞血藤六錢　生薏仁六錢　川萆薢五錢　威靈仙五錢　金銀花四錢　韭白六錢

時為11月5日，囑服五劑。

11月20日二診，情況大為好轉，唯感胃不舒適。

　　金銀花五錢　甘草節三錢　黃耆四錢　當歸四錢　乳沒藥各五錢半　生薏仁七錢　白芍八錢　雞血藤六錢　白茄根三錢　地龍末二錢　蒼朮四錢　黃柏三錢　牛七三錢　木瓜四錢　蔥白七個

本症用上方，五劑之後泰半康復，或竟全愈，但仍拖了一個尾巴，說胃不舒服者，乃有感冒未經發出而已，年老感冒，不易發出，若棄此而就感冒，乃為捨本逐末矣，故不置理，照樣處方如故，但須兼興奮與透發之藥，方為上乘之作，囑服五劑。

12月8日來診，一切正常，僅走路略有些許痛，可自行步履，現有些咳嗽無痰，感冒來矣，至今方發，其潛伏也頗久，發作也症狀極微，如今方可略為看重感冒治。

　　土川貝母各一錢半　柴胡三錢　桂枝一錢半　左牡蠣三錢　天花粉四錢　白芍八錢　穿山甲二錢　甘草節三錢　金銀花五錢　白

茄根二錢　蒼朮二錢　黃柏三錢　白芷三錢　防風四錢　乳沒藥各三錢　當歸尾五錢　木香二錢　黨參四錢　生薑一錢半　葱白五個

囑服三劑。

12月10日四診全部康復，因為之處金匱腎氣丸方以作善後，勸其絕對戒酒、少抽煙，生活之正常乃身體強健之保障，即稱謝而別。

案例 27

　　我治病迄今亦有二十餘年，其間遇到的怪病奇疾不少，大半都能勝任愉快地治療全愈，故而一般常例之病，都不錄在此，即使特殊的病例用藥也從不超過十方即可治愈，如今我卻遇到一個病，病的本質，並不算怪，卻使我連開十三方，方才勉強穩住，真是好不厲害，若不能治愈之病，我都有言在先，此病只可改善不能全愈，或者此病我真是不能治，超出我的能力範圍之外，我必然非常誠實地對病家交待清楚，所以很少治沒有把握的病，即使一般極厲害的病，來勢洶洶，只要深思熟慮，沉著應付，總能化險為夷，而此病使我傷透腦筋，病人又特別信任我，每次必來，我曾經幾次敬謝不敏，她還是找我要我治不可，實在沒辦法，只能捨命陪君子，硬幹到底了。

　　患者沈小姐，是一位未婚的職業女性，來診時間是 11 月初，面色略帶蒼白，頭髮亦不十分濃密，看起來較一般女性為稀疏，於今年 5 月間車禍右手橈尺骨曾折裂（ulnar and radius fracture）直至右手腕，其後常常痠麻，而今變本加厲，由手臂之痠麻至全身都痠麻，來診時併有感冒，神經質徹夜不寐，血壓為 128/84 mmHg，年紀不過近 30 歲，神形憔悴，我之主要治療先針對感冒不眠著手，以期使神經安定，略為見效後，自然便知分曉。

　　柴胡三錢　黃芩二錢　半夏二錢　桂枝一錢半　白芍四錢　生薑二錢　甘草一錢　藿蘇葉各三錢　二活各二錢　當歸三錢半　川連八分　荊防各四錢　松節二錢半　八百光三錢　麻子仁九二錢　竹葉三錢　冰糖八個　魚腥草五錢

囑服五劑。

　　11 月 10 日二診全身麻痠、不眠感冒均除，只剩手腕刺痛，此乃末梢神經骨折後不良，蓋手腕受傷極為難治，因骨頭細小，全由小肌肉、韌帶、筋腱作連繫，拼湊而成。

　　黃耆三錢　歸尾四錢　乳沒藥各三錢　伸筋草六錢　鑽地風三錢　千年健四錢　生薏仁六錢　木瓜三錢　松節三錢　赤白芍四錢

参三七一錢　二活各一錢半　生薑皮二錢半　穿山甲二錢半　粉
　　　丹皮四錢　桃紅花各二錢半
如此峻猛之方，經再三考慮應該是特別設計的必然有效，三劑。
　　11月20日三診，手腕由刺痛而變痠，其他無甚出入，乃用下方：
　　　黃耆二錢　歸尾四錢　乳沒藥各二錢　雞血藤六錢　海風藤六錢
　　　牛七二錢　木瓜三錢　蘇仿木三錢　二活各二錢半　桃杏仁各二
　　　錢　丹皮四錢　杜紅花一錢半　小活絡丹二錢
因思此方再下，當可全愈，三帖。
　　11月24日四診，全身手足針刺痛感又復發，如此劇病又反覆矣，以前全功雖未盡棄，至少一半泡湯，因思用神經藥反效，血行藥無效，嚴格地說效果並非沒有，但今見如此大反覆，再用以前之藥必然無效，而且我也不會再走以前的老路，乃改用血液代謝法治療。
　　　黃耆三錢　熟附塊三錢　黨參鬚各四錢　歸尾五錢　原白芍四錢
　　　砂仁炒熟地各三錢　川芎一錢　茯苓四錢　蒼朮三錢半　甘草一
　　　錢半　知母三錢　肉蓯蓉二錢半　生石膏打一錢半　肉桂八分冲
三劑。
　　11月27日五診，刺痛全除，腕骨頭處仍有點痛，此女臉色蒼白，連續治療後，已見好轉，自言精神、工作能力均較以前為勝任愉快，去照過X光，見骨頭端之受傷處，鈣質分布不甚均勻，又常常喉頭有異物感，其脫鈣之情形相當嚴重，外傷早已治愈不可能如此，疑為副甲狀腺機能過亢症（hyperparathyroidism）之問題，乃再處方：
　　　穿山甲三錢　乳沒藥各三錢　天花粉二錢　歸尾四錢　黃耆三錢
　　　荊防各三錢　紫河車一錢半　連翹四錢　銀花三錢　蛇粉四錢
　　　松節三錢　甘枸杞四錢　生山藥五錢　參三七一錢　生薏仁三錢
　　　蟹殼粉四錢　青娥丸四錢
此方如所料不差，應該比以前所開之方為佳。

12月1日六診，果不出所料，較以前大為進步，parathyroid H. ↑ Ca^{++} ↓ 乃至關節骨頭硬化（ankylosis）。

黃耆三錢　當歸四錢　甘枸杞四錢　北五味子二錢　桂枝二錢　白芍四錢　生薑一錢　甘草一錢半　蛇粉四錢　蟹殼粉四錢　穿山甲二錢　鎖陽三錢　天花粉三錢　參鬚四錢　生薏仁六錢　自然銅八分　荊防各三錢　荔枝根三錢　金銀花四錢

七診後又改方，去北五味子、生薑、鎖陽、自然銅，加全蠍二個、地龍末一錢半、乳沒藥各一錢半、蛇粉二錢。

此病治至此本應告一段落，無奈她身體很弱，很容易感冒，於12月8日再診，感冒咳嗽、有痰、呈泡沫狀、左手抽痛，本來骨折處在右手，而今轉在左手刺痛，此給我一個很大的啟示，如今先治感冒再說（八診）。

荊防各三錢　土貝母一錢半　杏仁三錢　藿蘇葉各二錢　白芷三錢　川芎二錢　牛蒡子四錢　板藍根三錢　蒲公英四錢　魚腥草五錢　白朮四錢　茯苓四錢　黨參四錢　高良薑一錢半　生薑一錢半

感冒已好，12月11日來診，骨仍痠麻感，據我所知她所以跟定我，診視以前早已看了不少醫生，進過幾次醫院，都未曾將病治愈，此病自然頗不簡單，屬多方面，非但是副甲狀腺問題，可能血液亦有問題。

地龍三錢　生薏仁五錢　全蠍一隻　黑大豆五錢　白茄根三錢　荔枝根二錢半　當歸三錢　白芍四錢　甘草一錢半　乳沒藥各五錢　藿蘇葉各三錢　黃耆三錢　秦艽二錢　仙茅五錢　木防己五錢　麻黃八分　雞血藤五錢　小活絡丹二錢半

九診。

12月15日，十診，一切正常已不痛。

黃耆三錢　當歸四錢　生薏仁四錢　荔枝根三錢　砂仁炒熟地各四錢　川芎三錢　白芷四錢　二活各二錢　鹿茸五分　九層塔根六錢　仙茅三錢　雞血藤六錢　仙靈脾四錢

12月22日，十一診，情況穩定。

　　鹿茸五分　乳沒藥各三錢　全蠍二隻　當歸五錢　砂仁炒熟地各
　　四錢　川芎二錢半　白茄根三錢　荔枝根二錢半　原白芍四錢
　　九層塔根六錢　桃紅花各一錢半　紫丹參四錢　生薏仁五錢　宣
　　木瓜四錢　川續斷五錢

三帖。

　　直至明年即1982年1月，十二診，一切穩定，已經非常好了，由於尚未至完全治愈之境，不久再發感冒。

　　白芷三錢　川芎二錢　蔓荊子三錢　升麻一錢半　黨參四錢　白
　　朮四錢　茯苓四錢　參三七八分　原白芍四錢　葛根五錢　當歸
　　三錢　青娥丸四錢　乾薑二錢　五味子一錢　高良薑二錢　小活
　　絡丹二錢　蔥白五個　麻黃八分　細辛一錢半　菊花三錢

三帖。

　　1月7日全身抽痛，雙手麻木，稍微做事即痛，感冒除此得彼失，宜峻補之（十三診）。

　　耆歸各五錢　桂枝一錢半　白芍五錢　生薑一錢　甘草一錢半
　　大棗五枚　紫丹參二錢　川續斷三錢　路路通二錢　威靈仙一錢
　　半　牛七一錢半　雞血藤一兩　乳沒藥各一錢半　海風藤五錢
　　敗龜板三錢　金針四錢

因其鈣離子之不正常，骨折處脫鈣，若要補鈣，絕非如此簡單，當以上方漸漸緩治之必然有效（七帖）。

　　我治此病，治得焦頭爛額，若調節內分泌及鈣兼顧血液條件，再鎮靜神經，緩和筋骨，應該可以奏全功，更重要的乃是如果鈣平衡，神經穩定，抵抗力增加，感冒不可能常發，如此則全愈不難矣，我的處方隨病而轉，轉而又轉，至此當告一段落，全力衝刺。

　　1月29日來診（十四診），一切正常，手腳全身麻木已除，且不再痛，

由7日至29日之間，曾患二次感冒，已不再有以上痠痛情形發生，故而未來，迄至今再來希望用藥調理，因而處方：

　　木香一錢　龍眼肉三錢　參鬚三錢　黃耆五錢　白朮四錢　遠志三錢　生薑二錢　當歸三錢　茯苓四錢　海風藤六錢　雞血藤六錢　乳沒藥各五錢　生薏仁五錢　葛根六錢　蟹殼末三錢　金針五錢　黑木耳五錢　生山藥五錢　參三七三錢　水蛭五分

囑服三劑後，以七倍量研末日服三次，每次一錢五分飯後。

　　其後一切正常，非常健康，且已結婚，陸陸續續也曾經介紹不少病家齊來應診，因她信念堅定，否則一切無法如此順利也。

1982 年

案例 28

　　胡 XX，女性，19 歲，腿粗肚大，肥胖如豬，皮膚厚而多皺紋，望之如已經生育之婦人，至少以外表判斷當在 30 歲左右，情形應該是已婚，生過孩子且至少生三個，方有如此模樣，若說是 19 歲，我實在無法相信，任何人都不可能相信，但是病人實在沒有騙我的必要，因問其故，何以致此，為何來診。她說先是月經來常經痛，而且痛得相當厲害，乃延醫診治，為之注射通經藥而無效，榮 X 用避孕藥作通經用，果然經來不再腹痛如絞，但人一天一天胖起來，如今胖得不成樣子，乃來求診。

　　女性經來腹痛，本是常有之事，於今一切西化經來之時照樣吃冰水，洗冷水澡或游泳，或穿緊熱褲，大為稱快於一時，但是月經之來須血液通暢，至少骨盆血流須如此，大飲冰水奪去不少熱量，腸胃運動因而遲緩，血流自然隨之遲緩。子宮收縮力，初來潮時本有些許不均勻，於是大痛特痛，蓋由胃腸血流間接影響，此其一也。西洋女子多運動，國人女性在這一種上反而不習洋派。多運動則血流快，自然不會產生如此問題，更有甚者洋人食物簡單，國人食物複雜且品種極多，油膩品尤多，消化於焉不良，面疱粉刺乃特多，此其二也。熱褲者無非時髦，緊裹於下身，則血流受阻，女性性器本屬開放式，與男性不相同，極易受感染，此其三也。受感染而發炎輕微，平時不察，俟月經來時充血乃致炎症加重，子宮收縮又不良於是大痛，此其四也。輸卵管之排卵與子宮收縮及子宮廣韌帶，均有密切關係，一處不良，他處連續受累，一如骨牌理論，此其五也。由於以上種種條件，則不在乎消炎，重點在通暢血流，則月經來順暢，炎症自然可消。此類藥物，醫方多如牛毛，惜不知如何用法，方為妥當。我想該女子必然請教過中醫，效果不彰，乃請教西醫，再而不靈，乃就教於榮 X，此一連串的程序，據我猜測雖不中亦不遠矣，詢問之果然不出所料。

用避孕藥以通經或注射女性荷爾蒙（estrogen）以通經。此類荷爾蒙劑與腦下垂體分泌有密切關係，蓋女性經來時，因女性荷爾蒙使鈉滯留而導致水分滯留，故凡過敏、皮膚病在月經來時恆發作，有時更有些許腹水或竟頭暈、頭痛等現象。用荷爾蒙之後使腦下垂體產生變化，則可以大肥，亦可以大瘦，至於何以大肥大瘦，則須更精深之醫理方能解釋。

因思此病如用湯藥未必可以生效，且其人住所不在台北，來診不方便，不如用長期之方，處方：

黃耆六錢　厚朴八錢　草果六錢　升麻四錢　桑白皮八錢　檳榔四錢　大腹皮七錢　蒼朮一兩　柴胡五錢　枳實六錢　茯苓一兩　赤小豆二兩　知母黃柏各七錢　山楂炭五錢　木通汁四兩　黨參一兩　枸杞一兩　六神曲五錢　車前子三兩汁　生薑六兩汁　五苓散一兩　六一散六錢

研末日服三次，每次一湯匙，飯後服，時為 3 月 12 日。

嗣後一直無消息俟至同年 7 月 20 日復來診，云所開之長期方服後效果頗佳，已經連續配過三次矣。人則大消瘦，先後輕了十公斤，較以前苗條得多。她的同事都想減肥，希望我能為她們減肥，來問我此方能否減肥，我說不能，她說曾將此方送好朋友做藥粉減肥，結果不理想，其肥胖依然如故，先生之言甚是，我說此非減肥藥而且肥胖之原因有很多種，豈能持一方以應萬病。她雖已達不再肥胖之目的，但是皮膚仍粗糙，看來仍蒼老，希望能改善之，我說你的情形，我很清楚，以你的條件而言，這倒不難，因為之處方：

茯苓四錢　桂枝一錢半　桂心八分　桃仁三錢　紅花二錢　粉丹皮四錢　大腹皮三錢　桑白皮四錢　蒼朮四錢　黃柏三錢　黑炮姜一錢半　當歸四錢　熟附塊三錢半　防風通聖散二錢　玫瑰花七朵　川杜仲三錢半

囑服三劑以後，每星期服一、二次，大概三個月光景可以略為好轉。

至該年 12 月來診，皮膚正常不再蒼老，前後判若兩人，她頗為感激。我

說雖不如 30 歲之婦人，但至少也有 24、25 歲光景，雖然對 19 歲而言，仍嫌老些，但亦可以了，要再年輕些未始不可，但用藥太昂貴，不如多多運動，自然可收效。毛細血管不良是以前蓄積水分脂肪關係，今則水分脂肪均已除，若能充分活動血流量，她本來年輕，自然可以恢復，此乃用第二方之意義也。

案例 29

　　高 XX 本身是西藥藥劑師，畢業於某醫科大學藥學系，對中醫頗感興趣，但由於外界環境壓力極大，只能偷偷地研究，故乏善可陳。在一年以前，由於感冒，突然患失音症，雖要開口講話，但是一點聲音都發不出來。此症並非聲音嘶嗄，而是全然無聲，經過一年許之治療，某大醫院斷為聲帶麻痺，目前無治療辦法。於是轉由中醫治療，治了五、六個月病也無起色，反而天天吃藥後腹瀉，連下氣都不著上氣，頭昏眼花，情狀比以前更為惡劣。為他診治的醫師是他的同校同學，雖不同系也是老朋友，大笑道我叫你不要去找中醫，你看你現在變成如此模樣，實在可憐，我看你還是算了，在家修養，也許有一天突然會好，也許一輩子也不會好，那就聽天由命罷，中醫是醫不好你的病的。假若高君對中醫不感興趣，就一定不會再找中醫了，無奈對中醫信心十足，經人輾轉介紹乃來求診。

　　此病若是初起即治，可以立刻治愈，如今拖時已久，在治療方面頗有出入，初起時可用消炎退充血藥即愈，略遲也可用養陰清喉之藥，慢慢全愈；而今時久則以上兩種辦法都可以無效，此所以連請中醫治療五、六個月，唯有瀉得氣虛力衰之外，只能讓西醫視為笑柄了。思考良久乃為處方：

全蠍一錢半　川貝母一錢半　八百光三錢　黃耆二錢半　黨參三錢　胖大海三錢　白木耳四錢　冰糖十粒　麥冬二錢　升麻一錢半　甘草一錢半　柴胡二錢　桔梗一錢半　白芍三錢　射干二錢半　茯苓三錢　蒼朮五錢　熟附塊一錢半　肉桂四分

另用冰硼散二分加牛黃、珍珠各二分吹喉。

囑連服七、八劑，再作道理，時為 7 月 23 日。

　　8 月 24 日再來診，已隔一個月因怪其何以隔如此久才來看，他答道先生藥味開的又多又重，一服藥可煎五、六次仍然很濃，捨不得丟棄，故而頻頻服之當茶喝，一直至今，喉頭已能發音，但較嘶嗄，仍不敢多說話。此次他是用講的，上次是用寫的，果然已進步不少。再處方：

川貝母一錢半　甘枸杞四錢　八百光三錢半　升麻一錢半　鹹橄
　　欖一個　牛蒡子三錢　黃耆三錢　山豆根二錢　元參四錢　麥冬
　　四錢　三黃丸一錢半　射干三錢半　陳皮二錢半　參鬚八錢　白
　　僵蠶三錢　鐵笛丸一錢半分三次下　冰糖八個

囑服七、八劑。

　　至九月初前來時，全部正常，唯感呼吸仍然較為困難，我說此易事耳，乃處方：

　　黃耆四錢　焦白朮四錢　當歸三錢半　陳皮四錢　柴胡三錢　甘
　　草一錢半　升麻三錢　參鬚四錢　桔梗一錢半　枳殼三錢半　川
　　杜仲二錢半

囑服三劑即可。

　　他後來不只服三劑，一連服了十二劑，因為藥效不差，於是每星期服一、二次，直到該年年底方停止。一切正常，從此對喉嚨極為當心，我勸其儘量少講話，且少飲冰水、辣椒、咖啡等刺激物，更宜有充分的睡眠。

　　喉頭聲帶麻痺，並非是一句話即可以了事，因為喉頭聲帶麻痺書上說無法醫治，於是就說無法醫治，總嫌太草率了。書籍之為物，尤其醫書不可不信，不可全信，與其全信，不如不信。凡病之發生必有理由，其理由總不應該與事實差太遠。所謂聲帶麻痺，非真正之麻痺（paralysis），實乃痙攣性之麻痺也（spasmatic paralysis），此種實例在腦卒中案例中見到很多，既如腦卒中如此，為何聲帶就不可以如此，舉一而反三，端在人為，故當解除痙攣為第一要務，痙攣既除，麻痺自然漸恢復，若能使附近環境調節清理，當可更勝一籌恢復更快。

　　究其真正原因，不外乎此人多講話，復加以感冒，且不止一次感冒（repeated attack virus infection）乃致於此。用藥當內外兼治，可收事半功倍之效，更因精神興奮亦可幫助恢復，此末了一張方之所以收效不顯，其實效果更勝於先兩方，一般人不察耳。若是真正麻痺，則開始當聲音漸嘶嗄，由

嘶嗄轉劣而至無聲；則是真正的聲帶麻痺矣，然而亦不見得無法可想，不過當另想他法而已，豈能隨便稱為絕症乎。

案例 30

　　陳XX，年29歲，是政治大學的研究生，平生極信西醫，對中醫竭力反對，蓋其父為西醫，整日痛詆中醫，他受此影響，乃發誓不服中藥，每次感冒即去打針即愈，既方便又精確。中醫在他當時的心目中自然一無是處，因為家在南部，自己隻身在台北，又要做研究，平時營養也不太在意。

　　某日又發生感冒，實則他常感冒。一感冒就去打針，一打就好，再感冒再打，連續感冒，連續打。他哪裡知道這一次再感冒再去打針，非但不靈，且後必有災矣。平心而論，常常感冒本來他的身體已經給他警告了，乃為蛋白質攝取量、製造量已經不夠，營養不良已經位在警告戒線了。這一次打針後頭暈得天昏地黑，大吐而特吐，睡倒床上立刻噁心大吐，他勉強出去就醫，經點滴後，再打針，回家後非但頭暈，且眼睛發直不能動。他本想去住院，無奈要寫碩士論文，而且行將畢業，眼看碩士將要到手，今生此怪病，不去醫院不行，去醫院亦不太好。他得失心頗重，不禁大為感嘆，同房友人相勸為什麼不看看中醫呢？他說寧死也不看中醫。他朋友又說假如此人是西醫而開中國藥方，你看不看，他聽了一怔，天下哪有如此犯賤的人，堂堂醫科大學畢業醫學士不作西醫，作中醫，此人頭腦必然有問題。其實我的頭腦非但沒有問題，而且還比某些人看得遠。中國醫學冠絕古今，尚非西洋醫學可以取代，特人謀不臧耳。真理總歸是真理，絕不會埋沒。我不過為治病為病人而作此決定，光是頭銜而治不好病，無甚好處。蓋醫是最現實，最實在之東西，要是不靈，雖親如父子也不敢領教，實在是性命相關也。身為西醫而開中國方頗令他好奇，乃由朋友扶來請我一診究竟。候其脈相當沉遲，舌苔胖嫩呈灰白帶粉紅色，乃處方：

　　熟附塊三錢　生薑二錢　原白芍四錢　茯苓四錢　蒼朮白朮各四錢　北五味子三錢　當歸三錢　龍膽草三錢　龍眼肉三錢　甘枸杞三錢　六味地黃丸四錢　澤瀉五錢　車前子葉各四錢　天麻一錢半　羚羊尖五分分三次吞　高良薑一錢半　肉豆蔻三錢

先服三劑再說，時為6月29日。

事後即毫無消息，大概此公是死硬派，非西醫不可，可能連藥也不吃，直接住院去也。人各有志不可相強，由他去吧！何必多加追問。

迨至10月22日又再來診，我想一定是上次開的藥還不錯所以再來，否則早已不敢領教。他一進門便道多謝先生，上次服藥之後已完全全愈，因寫論文太忙，未及前來，於一星期之後即已恢復，亦未曾住院，更為精彩者，乃自君治療之後，就不再感冒，一直至今近三個月完全正常，無須常去打針，因思中醫藥之效實不可思議，此次再來感覺非常疲倦又打噴嚏，恐怕又要感冒了，乃請求診治。

黃耆三錢　當歸四錢　北五味子二錢半　天冬麥冬各三錢　葛根五錢　黃柏三錢　知母二錢　參鬚三錢　枸杞四錢　鹿角膠四錢　原白芍六錢　甘草一錢半　生薏仁四錢　防風四錢

囑服二劑。

10月26日再來，噴嚏疲倦均愈，唯感消化不良，腹脹多氣而胸悶，舌苔黃厚，當清理之。

藿蘇子三錢　厚朴三錢　茯苓四錢　陳皮二錢　白豆蔻二錢　大腹皮三錢　焦山梔三錢　清半夏一錢半　蒼朮四錢　黃柏三錢　蔥白五個　桔梗一錢半　甘草一錢　生薑三片　木香一錢半　川連一錢後下

囑服三劑。

自此以後，他在政大教書，不發病則已，一發病立刻來看，習以為常。更對中醫大感興趣，自行研究，若有心得必等我診務完畢晚上來聊聊。

此病給我人一個啟示，中醫見感冒用表藥，用藥發者，乃是幫助體內對病毒之抵抗力，使之早日發作早日康復也。在發作之時，溫度升高，或竟看來「情況不佳」者，非也。此正如種防疫苗，先使之速發，使抗力增強病勢易於撲滅也。「情況不佳」者是其反應期而已。無奈中醫計不及此，可慨也。若求諸西醫注射退燒針、滴點滴，有時可以全愈，有時反使抗力降低。看來一時全愈頗為稱快一時，但常常發病須常常治療，在方法及治療方面表面看之甚佳，實則反而使抗體減弱，故爾來過敏症、免疫不全病越來越多，原因在此。

1983 年

案例 31

　　黃女士年 60 歲，以前有肺氣腫的病史，X 光片上所見在右側胸中有一個大約 13 cm 的囊腫，粗枝大葉看，幾乎看不見，如果細心觀察也是無法觀到，必須在片子的右側胸部，四周外圍見有稍呈白色 radiolucency 比較厚的邊緣，亦即簡單言之，似右側胸肺部幾乎都像換上一個像鏡子的鏡框似的邊緣，此邊緣即為此囊腫的範圍，由是觀之即是囊腫之大，其外皮重疊處構成的較厚的邊緣，幾乎可以做肺部的相片框那樣巨大的囊腫，於 1 月 6 日前來應診，劇咳無痰舌苔無，舌質鮮紅，口乾發燒而氣急，處方為：

　　　　熟附塊錢半　乾薑一錢　北五味子一錢　百合四錢　沙參三錢
　　　　枇杷葉三錢　九層塔根三錢　海蛤粉三錢　海浮石三錢　橘葉四錢　白芥子八分　八百光三錢　羅漢果一枚　胖大海三錢　川貝母一錢

囑服三劑。

　　此病最重要的關鍵是在於右側胸部的肺上的一個囊瘤，除了有四周的邊緣略能辨清之外，其他中間部分亦可以說全部囊瘤的部位，幾完全不可辨認，說其不是囊瘤也不以為過，因為並無囊瘤各種症狀，似可置之不問，專對症狀治療即可，對囊瘤之存在頗多疑竇，可能不是囊瘤而是肋膜變厚或者脫離、剝離的部位，我就問她以前有無拍過 X 光，答云有拍過幾張她說每年都拍，家中一共有五張，我便請她可否下次一併帶來讓我檢視，以便對你的病有進一步的瞭解，她說好。

　　於 1 月 12 日初診時她把片子全部帶來了，我仔細觀察，都有如此現象，因之放下了胸中一塊石，證明此現象，與病毫無關係，否則恐怕不能如此善了，情況既然不出我之所料，則用藥更能斬釘截鐵了。

冬蟲夏草二錢半　乾薑錢半　熟附塊三錢　黨參鬚各四錢　焦白朮四錢　茯苓四錢　女貞子三錢　胡麻仁三錢　北五味子一錢　麥冬丹參各三錢　白芥子八分　八百光三錢　川貝母二錢　木防己一兩

囑連服三劑，以後每四天一劑，七劑以後可以停服全部全愈，蓋此次來時，熱退已經不喘，心神安定略有微咳而已，至於右肺的邊緣隱隱一圈白團很早就有，若是囊瘤有如此之大，必然產生壓力，如此大瘤壓力向例不會太小，而竟毫無影響，與事實不符，故據我的推測不像是瘤，而是脫落或剝離膜，或竟是肋膜發生重疊皺痕處，不必理會，果然病人只兩服藥便完全康復，一直至我寫此書時仍很健康，不然如果用外科開胸手術，恐怕局面不是如此了。

案例 32

周先生年 58 歲，於 3 月初感冒經治療後，全愈恢復，直至 11 日左右，突生劇烈的頭痛，站立恍惚走路只能斜行，不能直行，一如螃蟹，然彼乃大懼，寧可不再去看免費公保，乃來求診於我。

因思此病，本無奇特，若生感冒，如果能請假，好好在床上躺個二、三天，喝些熱茶，自然病可緩緩改善，今則延醫打針吃藥，效果不過爾爾，且後果是頭劇痛，一般性感冒不致於如此，而人只能橫行，不能直走，一般感冒更不可能如此，必然此人本有宿疾或軟弱之處，復加感冒乃致於此，其軟弱處當會為小腦附近，否則不會有如此奇怪現象，若針對小腦而言，中藥並無藥來治小腦，中醫未曾說過，即日本人也未曾提過，他人未曾言及，難道就不醫不成，當然不至於如此。

藿香正氣散四錢　厚朴一錢半　羚羊粉二分　防風三錢　天麻一錢半　川芎二錢　菊花四錢　白朮四錢　藁本三錢　蔓荊子四錢　五苓散五錢　仙靈脾一兩　蔥白五支　仙茅三錢　生薏仁六錢　生薑三片　全蠍四錢

至 25 日再來，走路可以直走，頭痛亦去其泰半，尚有些許抽痛，頭仍暈，一暈即走路搖晃，我判斷這情勢，較前次已經改善，脈頗微弱，且胸悶、痰多，處方重點必須轉移矣。

黃耆二錢半　皂角刺四錢　大小茴各八分　三黃丸八分　當歸三錢　焦白朮三錢　陳皮一錢半　六味丸三錢　陳阿膠二錢半　甘草一錢　柴胡一錢　黨參鬚各四錢　炙紫苑二錢　升麻一錢半　海蛤粉三錢　白芥子八分　薄荷三錢　橘葉一兩　雞子黃二個

囑服六劑。

4 月 12 日三診完全正常，此病前後自感冒開始至全愈幾近一個月，用藥轉方不過三次而已，服藥帖數倒也不少，先後十餘帖，何以致此，實乃在半百而老化，發生感冒後，復強自工作，乃致產生 thrombi，但不可用活血、溶

血之劑，只用鎮定調節之劑，略帶所謂發散以增加代謝，強化抗病力，更用淡滲，漸漸增加血管動量之劑，以作緩圖，而使病愈。治病之道有時宜求速效，有時宜作緩圖，視病情及病人體質而定，非可一視同仁也，因此 thrombi 由感冒而生，體積很小，偶然巧合塞栓於小腦之小血管，乃生如此病象，可算不甚嚴重，緩緩使其自動恢復，遠較用藥峻猛為佳，否則一波未平，又生一波則難矣，蓋此老血管末梢已有硬化之跡象，隨時可生血栓也。

案例 33

台中

　　涂先生於 3 月 2 日前來初診臉色極為奇怪，其黑暗程度，超過我平時所見，漆黑如土，暗晦無光，行動極為不便，須有人扶持，此次來時即由其妻及其女扶來，視年齡大概 45 歲左右，自稱右胸常痛，感冒後易腹瀉，每月感冒三四次、四五次不等，於是幾乎天天在感冒中，兩肩似有千斤重擔，感覺極重，脈極弦緊，大凡面黑而脈弦緊者，若按傳統中醫理論必為腎寒不能制水，故面色漆黑，黑者屬腎，脈弦緊乃水犯濫也，當用八味丸底子，但須有人扶持因半身行動不便，則又作何解，中風或者腦卒中，均無前例，此究竟又是何道理，所以徒恃書本所學實無法解決問題，舌苔極為黃厚乃消化道不良，問之果然云三年之前曾動手術開過膽囊，而將膽囊全行切除，手術的理由是膽結石，如此一說則所有症象均可以解說而得圓滿結果，動膽道手術，將膽囊切除，並不能解決問題反因動手術的過程中有問題乃致右胸常生反射性的疼痛，膽囊不過貯藏膽汁，調節流量而已，將之切除，流量調節雖差，但亦不致於如此嚴重，問題表面上觀來是膽囊結石，實則非獨膽囊有問題，此不過是結局而已非其原因，真正原因是肝中膽道，膽汁不能流暢，其原因可能是肝中膽小管有問題或竟膽汁製造的濃度有問題，此二者均可使膽汁阻滯，阻滯流量降低則膽結石的機會就增大了，徒自割去膽囊，有時可趁一時之快，此則連一時之快亦未能達到，更生許多後遺症。膽汁入十二指腸，使十二指腸動量增高，十二指腸的動量增加又可使膽道、膽汁分泌流暢，此乃成互相反饋作用 self control，設如一切正常則腸胃的動量，因十二指腸之動量正常而正常，如此則電解質、神經尤其自律神經及內分泌的回饋正常，則其人健康可以無病，今膽囊已切除，本來對肝及膽汁之調節略受打擊，假設病不在膽囊反在肝，則非但不能治愈，反而使病加重，電解質不平衡，膽汁分泌紊亂，腸胃尤其腸子及其酵素內分泌電解質問題，故而面色極黑，內分泌之影響自律神經，蓋肝膽附近有極大的自律神經叢分布，於是水分不調節，

神經緊張則脈弦緊無比，轉而影響膈神經乃感覺肩凝重如挑千斤重擔，血流不良影響之極可以影響大腦如半身不遂，但絕非中風。

  二活各三錢　細辛錢半　白芷三錢　粉丹皮四錢　川芎二錢　荊防各四錢　藁本二錢　檳榔錢半　藿蘇葉各三錢　生薏仁四錢　北五加皮四錢　柴胡黃芩各二錢半　大腹皮二錢　青陳皮各三錢　桃仁二錢半　黃柏二錢

囑服五劑下星期再診。

  此方在千頭萬緒中，先當決定，究竟從何處著手為第一要務，若開手不靈，則開始有誤可以全盤皆輸，第一方極為重要，先從鎮靜大腦調節電解質及水分著手，對腸胃道僅略作兼顧而已不可出全力，否則效果將不顯。

  3月9日二診前方服後較能行動，膽汁之不利對脂肪類之代謝及消化均差，宜戒絕油膩食品及高膽固醇類食物，舌色仍黃厚，當清理消化道，當然以胃腸為主兼通利膽道，雙管齊下：

  藁本二錢半　川芎二錢半　防風三錢　細辛二錢半　菊花三錢　蔓荊子一兩　甘草二錢　藿香正氣散三錢　檳榔錢半　蒼朮四錢　升麻二錢　另生薏仁一兩　百合三錢　小葉金錢草六錢　大棗五枚　加冰糖煎湯代茶

服三至五劑。

  3月16日三診，較以前有力氣，手肩關節微痠腰痛，舌苔黃厚如故，此即時常感冒之現象當漸漸轉方，俾使不常生感冒為止。

  二活各三錢　荊防各四錢　川芎二錢　菊花四錢　生薏仁一兩　藁本四錢　蔓荊子六錢　檳榔一錢　藿木香各錢半　細辛一錢　蒼朮四錢　桑寄生四錢　黃精二錢半　吳茱萸川連各一錢　何首烏四錢　四服

  3月23日，手肩關節痛、腰痛均除，面黑亦較改善，唯右半側仍感不靈活，胃腸仍有不適，時常脹氣，感冒已除，由上述症象可知胃腸消化道之不

良，因膽囊切除後，一時調節不易更影響脊髓神經 $T_1 \sim T_{10}$ 之入口處背痠痛不易除，右半側不靈活，原因在此一時用藥恐怕未必能立刻見效，前方之鑑，當可推知一二，再處方（諸凡解剖部位發生問題，是由外科手術干涉後的結果，非機能性 [functional] 乃解剖結構性 [anatomical and structure] 恐怕未必見效）。

　　失笑散三錢　荊防各四錢　血茸二分　檳榔一錢　甘枸杞四錢
　　生薏仁二兩　蔓荊子八錢　菊花四錢　川連吳茱萸各一錢　雞血
　　藤八錢　桑寄生四錢　黃精二錢　何首烏四錢　服五劑

　　3月30日五診，諸症象均減輕，部分亦改善，但右腹仍不時疼痛，腹脹氣而隱隱然作痛此乃在意料之中，徒恃湯劑，恐無法解決且要一時上解決殊不可能，須緩圖之，唯今之法宜開長期服用之丸散，綜合此病的情形，藥粉似較藥丸為佳，藥丸則水泛丸較蜜丸佳，因為蜜丸恐不易消化，本屬膽汁不利，消化不良後加以不消化之蜜丸，突然吞下，非但不能愈病可能反應加強，症象明顯則殆矣，豈能功虧一簣乎。於是乎決定用藥為粉：

　　血茸三錢　防風六錢　菊花汁一兩　何首烏二兩　藁本六錢　金
　　錢草汁二兩　橘葉汁三兩　川楝子六錢　製香附汁一兩　生薏仁
　　一兩　大活絡丹八錢　檳榔三錢　雞血藤一兩　失笑散八錢　當
　　歸一兩　蔓荊子汁四兩　秦艽一兩　蒼朮汁三兩　黃精七錢　桑
　　寄生一兩　川芎七錢　大腹皮六錢　茵陳五苓散五錢　吳茱萸四
　　錢　川連四錢　熟附塊汁二兩

諸藥研末日服三次每次一茶匙平飯後服。

　　嗣此之後囑可勿用再來，設如一切平安便一直至服完再看，若服至一半或三分之一，仍不見好轉則請前來或加藥更方，再作商議。以後即一直未來，事隔一年餘，於藥店相遇一切改善，前後判若兩人，臉色不再黝黑，唯他對我說，所配之藥粉，服完又配，不止配一料而已，配了三料前後七個月方才完全正常，此乃我所料不到的事，但是仔細想想也沒什麼驚奇，蓋解剖結構

之不正常,要想醫得頭頭是道,本來不易,配方三料,服藥先後六、七個月而愈,亦可庶幾矣,否則實難脫離苦海也。

　　因思每看一奇病即等於讀一篇奇書,一般書籍,不拘中西醫書,都是以一般病之治療為其涵蓋的範圍,故雖言之鑿鑿仍不脫於一般性的治療,須知造物者亦即上蒼造物及所生之現象,均是綜合性的渾然如璞,絕不會條例分明,讓我人一目瞭然,必須精思熟慮,從實地綜合判斷,以應綜合之現象,此所以醫學非但是科學,抑且是藝術,非但是藝術更具有哲學意味,條例分明、分析精細,是可作教育後進之用,現身說法可以頭頭是道,但一旦實地上陣條件完全不同,執死書以醫活病,猶如執棋譜與人對奕,不敗何待,我輩醫者當深以為戒,讀書多固然可喜,讀而能用,方是真正得到真諦。

案例 34

蔡先生約 68 歲於 4 月 18 日來診所，初診因鼻中有瘜肉，住 XX 醫院，經拉去鼻瘜肉之後血流不止，血小板大為降低，院方認為是血癌，囑其家屬準備後事，恐無法避免死亡矣，經人介紹前來一試運氣。

脈息相當洪大且疾急，面色灰敗，鼻孔用棉花推藥塞住，仍見涔涔而下，事情既如此危急，極須止血為第一要務，實已無暇再作推敲，先進一方再說。

　　黨參鬚各六錢　仙鶴草一兩　白茆根五錢　黃耆五錢　當歸五錢　赤芍五錢　白毛藤根五錢　菊銀花各三錢　丹皮五錢　焦山梔四錢　阿膠三錢　龍牡各三錢　參三七一錢　大黑棗五枚　雲南白藥八分

先服三帖，我認為此病來勢之所以急疾是突然將鼻中瘜肉拉去，因而使顱腔內外交界之篩骨竇（ethmoid sinus）、上額竇（frontal sinus）之鼻黏膜受強烈之刺激，在血液檢查上血小板（platelet）、紅血球（red blood cell, RBC）、白血球（white blood cell, WBC），雖然大量降低而成 aleukemic leukemia，最重要者，非徒冠以一醫學名詞即稱了事，其現象之發生，當有明確的交代，在我的腦中可以泛起很多條件，必須先用藥一則應急，二則從而得到原委。

4 月 20 日服後血流停止，國 X 醫院，群醫頗為驚奇，不處方再服二帖。

4 月 27 日來訪，蓋病人仍住國 X 醫院中，因情況好轉，此次乃請假出院，不是像上次一番偷偷地蹓出來。

前一方之所以能止血，端在立刻使流血的條件改變，夫流血不止的條件很多，有鈣離子轉化問題，血管滲透壓問題、血液濃度問題、血漿蛋白抗原問題，諸等問題，處漢方可以一併解決，若乃波及造血器官 reticuloendothelium 之問題時，非可如此善了，寧可信其有，不可信其無，當考慮其來源為何如此，再處方針對此病之來源下手。

　　茯苓四錢　米炒麥冬四錢　甘草錢半　五味子二錢　黨參鬚各四錢　仙鶴草一兩　九層塔根五錢　黃耆當歸各五錢　倒地蜈蚣四錢　陳

阿膠六錢　　白茆根八錢　　地榆炭四錢　　菊銀花四錢　　原白芍四錢
　　　紅棗七枚　　陳皮三錢　　八百光三錢　　艾葉五分　　地黃四錢

此時血流不停現象已經沒有，但仍有些微小血塊有時流出，醫院檢查，血象已漸漸改善因而得知，表面上雖為血癌，實則受強大刺激血中reticuloendothelial system（RES）諸細胞，及骨髓受抑止而生此現象，前二方，第一方是應急，第二方是針對原由而發，但這對原因之一，可能尚有其他原因，正須密切注意病情之發展，病人發現有巨大改善，病已幾乎等於全愈的狀況，乃自動申請出院，囑再服三劑。

　　5月7日來四診一切正常，但感體力不支，頭昏眼花，似有脫力之感，此病之第一最重要之原因為骨髓，由4月20日至5月7日再來診治，可知骨髓受抑止之原因不存在，否則不可如此緩緩而來，乃針對第一原因下藥。

　　　鱉甲末八分　　黃耆當歸各四錢　　高麗參二錢　　砂仁炒熟地四錢
　　　大棗十枚　　花生衣三兩　　陳皮三錢　　茯苓四錢　　仙鶴草八錢　　白
　　　毛藤根四錢　　陳阿膠三錢　　北五味子一錢　　九層塔根四錢　　牛黃
　　　三分　　血茸三分

囑服三劑。

　　5月15日五診，一切改善，症狀及檢查均已正常。第二原因為脾臟問題，當亦可消除，蓋前方針對此而設，原因全部消除，現象症狀不可能再存在，此後當再處長期方以善後，防止再發即可也。

　　　仙鶴草一兩　　何首烏四錢　　生花生衣四錢　　鹿角片三錢　　當歸四
　　　錢　　敗醬草三錢　　黑芝麻四錢　　焦山梔四錢　　八百光三錢　　原
　　　白芍三錢　　桑葉四錢　　九層塔根四錢　　陳阿膠三錢　　高麗參三錢
　　　艾葉三分　　倒地蜈蚣三錢　　生山藥四錢　　砂仁炒熟地三錢

連服五劑嗣後每星期一、二劑，再二個月後，大概可以全愈矣，事後未及服藥二個月，僅一個半月即全部康復。

案例 35

　　江先生某公司董事長年約 64 歲，於 5 月 10 日來診，不論飢餓或飽，整天打嗝，屢治愈後又屢次發作，似不能斷根故痛苦之至，打嗝原因有二：一、胃發生痙攣，是胃有問題，一般吸入冷空氣，或食之太快速，空氣與食物一併而下可能致此，但此種打嗝乃一過性，過後即愈或者飲熱茶、熱湯亦愈，不可能愈後再發，也不值得去看醫生，否則未免小題大做矣。二、橫膈膜生痙攣，打嗝本是橫膈膜生痙攣而致之，所謂胃痙攣乃屬間接性，胃的條件，若影響橫膈膜而生痙攣此乃第一個條件，第二個條件即是本條之直接條件，亦不可能愈又發，發之又發。

　　但是如今二條件都不可能單獨成立，是否可以合併成立，其關鍵究在何處，合併成立之關係所謂 interrelation 及 corelation 又當如何，如不能獲得此關係，此病無法治愈，若單憑藥物以止嗝則必止後又發，無甚意義，因思要解決此症必須由食道至胃乃至腸整個消化道全部整理，方克有成：

　　歸尾二錢半　柿蒂錢半　蒼朮三錢　甘草一錢　丁香八分　厚朴一錢　柴胡一錢　高麗參錢半　茯苓三錢　黃芩一錢　藿蘇葉各一錢　陳皮三錢　枳殼二錢半　半夏錢半　桔梗錢半　麻子仁九三錢　防風通聖散一錢

連服三帖而愈，不再復發矣。

案例 36

　　張先生 6 月 3 日來診，患連續腹瀉已有數年，形毀骨立，兩腿痠痛，不能久站，所瀉之物均為黏膜兼雜黏液。其人生性耿直，不善於逢迎，先是想作記者，故在師範大學新聞組研讀，但經過實習之後，發現自己無法適應，乃改讀國文系。情緒拂逆，夜不能成寐，乃為之處方：

　　鮮荷葉一張　煨葛根三錢　煨木香三錢　甘草三錢　川貝母四錢
　　六一散四錢　原白芍六錢　柴胡三錢　白人參二錢　半夏一錢半
　　陳皮三錢　石斛二錢　川連一錢　生炒山藥各五錢　砂仁三錢
　　生熟地各三錢　海螵蛸四錢　八百光二錢半　黃柏蒼朮各四錢

囑服五劑。

　　6 月 18 日再診，謂夜可成寐，腹痛連綿，瀉未見好轉，雖略見改輕，實不足道，乃再處方：

　　木槿花四錢　咸豐草一兩　白頭翁四錢　川連二錢半　藿香木香
　　各三錢　六一散四錢　生炒山藥各五錢　蒼朮四錢　石斛三錢
　　敗醬草四錢　焦六曲四錢　龍骨牡蠣各二錢　原白芍六錢　甘草
　　二錢半　黃耆當歸各三錢半　鴉膽子去油包桂圓肉吞七枚

　　6 月 23 日來診，情況大為好轉，腹痛減輕幾乎已經不痛，唯腿仍痠麻而痛。因見其環境不太好，且長期處方對之無益處，時時來診，時間耗費甚多，且此類病非藥物所能全治，最重要者乃心境放寬，凡事看開，處之泰然，不久即可全愈，蓋靜坐時常令人胡思亂想，不若勸其多運動，但其人性格較孤僻，恐怕鼓勵其運動未必一定可行，因思可勸其多郊遊，兼或培養些嗜好，其中既能郊遊又能培養嗜好，以攝影為最佳，故由此著手，漸漸勸其放開心思，非但病必然可愈，說不定還能做一位相當好的攝影家，又何樂而不為，他深以為是，乃更為處方：

　　木槿花一兩　白頭翁四錢　川連三錢　炒山藥一兩　茯苓六錢
　　桂枝桂心各四錢　煅瓦楞子四錢　烏貝散六錢　蒼朮五錢　黃柏

四錢　煨葛根五錢　煨木香五錢　厚朴四錢　防風六錢　石蓮肉四錢　枳殼六錢　六一散五錢　石斛八錢　乾薑三錢　熟附塊六錢　吳茱萸四錢　紅棗十五枚

研末長期服用。

最近在某處相逢，見其精神奕奕，身體健康，不復昔日之消沉，在某國中教學，照相也拍得不差了。

此病三、四年不能治愈，有其不能治愈的理由，而以三方而可以全愈，亦有其全愈之條件。一般而論，自律神經的大本營在腹腔，而腹腔中又以腸子占其泰半，自律神經不平衡，可影響腸胃消化系統轉而影響神經系統，反之亦然，故自律神經不平衡者，常常自己會生心理障礙，而心理障礙又可以影響自律神經。張君先因情緒不良之精神狀態包括懊喪、自責、急躁，前二者是一時事業上的挫折，後者是由於先天父子性格之遺傳，或由於家庭環境從小在不知不覺中養成的習慣。當自律神經失常而導致腹瀉，若治腹瀉不能收效，必須先行調節神經，奈何以前計不及此，徒止腹瀉，由於越止瀉乃越瀉，瀉久後鉀、鈣等電解質不能平衡，尤其是鈣（Ca^{++}）之流失使神經更為明顯者，因兩腿須經常負荷人身體重量，更感不支，痠痛就特別厲害，復加以不察而濫用止痛之劑或竟所謂祛風之劑，瀉而不止，痛因電解質之流失無法能止；若延西醫則西藥中樞神經鎮靜劑良多，末梢神經鎮靜劑則闕如，唯有局部神經麻醉劑，在此處當然英雄無用武之地。

自律神經失常之瀉，因瀉久則腸壁黏膜及分泌黏液均生問題，黏膜附於腸壁經久瀉而隨腸液及大便而出，如此一連串惡性循環，其條件越來越惡劣，由心因性變成生理性轉成病理性，幾乎無法抵擋，故數年來，形神蕭索，一如行屍走肉，毫無生氣乃瀉以致此也。正本治療之道，首當鎮靜神經，所謂鎮靜神經非徒鎮靜即可，更須調節，二者雙管齊下，故一方病即得瘥。但徒在神經上用功夫，中樞神經系統（central nervous system, CNS）、ANS 尚嫌不夠，更須鎮靜末梢神經，其腸黏膜之炎症及脫落必須解決，故第一方後腹

仍痛理由在此,再處第二方則黏膜之炎腫解除,中樞改善、末梢清理,其病自無不愈之理。

　　此病本由心理而來,心理乃習慣使然,此藥雖治此病;只是暫時的,可能隨時反覆發作,因而趁在用長期藥調理之間,積極改善生活方式則心理陰影自然消失,此病才可能根治,否則無法奏效。醫者之功十之二三,病人自療之功十之七八,吾輩醫者實在無驕傲之理也。

案例 37

方小妹年 10 歲，身體瘦弱，頭髮全部脫落，頭如電燈泡，性格內向羞於見人，於 6 月 18 日來診，患者胃口不佳，不喜進食，且手足冰涼，常訴有麻木感，從各方面看，不一定從脈舌來看，都知道她是胃腸不良，乃致營養不良，加以性格不很樂觀，雖然小小年紀，心情憂鬱，胃機能之不良，非但影響自律神經，更能影響造血因子，因為維他命 B_{12} 對造血機能及神經的營養，假若沒有胃中胃壁膜因子的帶動，可以絲毫不發生作用，若談起 B_{12} 諸多食物中都含有，而且人類每日需要量微之又微，根本不可能產生維他命 B_{12} 不足症，一般疾病上的維他命 B_{12} 不足，都是胃黏膜之胃液分泌不正常而致不足，更因不足而造血機能低降，血紅素及紅血球在檢驗上雖沒有不足的情形，但並不能因為 data 正常就說是正常，醫學的牽連關係複雜，並非如此簡單，血液之代謝、營養均不佳，當然還不止如上所述，更因心理因情緒等等的影響乃構成惡性循環，乃致使脊椎神經過敏，末梢血管收縮、擴張失其常態，當然手足冰涼，血漿蛋白成分變質，在高深醫書上，部分有根據，部分自己可以想像。

炒故紙三錢　炒大茴八分　炮姜一錢　黑芝麻六錢　大棗五個
白芍三錢　胡黃連各八分　肉荳蔻三錢　川芎二錢半　砂仁三錢
熟地四錢　丁香五分　黨參鬚各四錢　黃耆五錢　蛇粉三錢　當
歸四錢　何首烏四錢　防風通聖散八分　北五味子一錢半

本病之禿髮與鄭女士之禿髮完全不同，後者是荷爾蒙失常，抵抗力降低，導致細菌感染，故頭皮剝落，出黃水，奇癢難熬，此小女孩是全部內在因素，與外來因感染情形不同，其頭髮之禿如電燈泡，皮膚仍很清潔，頭皮上仍有些許小小的絨毛無結疤、結痂等髒物附著，但是其病已久，故當慎重處理，又因為是小孩，恢復較快，所以情形相當樂觀，無須多次診治即可全愈。

6 月 26 日二診，囑其前方作為粉劑，再加蛤蚧二對、紫河車二具，作為

調理，迨 9 月後來時，頭髮全長出來，活潑可愛前後判若二人，更戒其勿多吃零食，少吃冰水，多運動，多吃牛奶，三餐正常，大概以後就沒什麼問題了。

案例 38

台中

　　楊老先生年已 80 歲高齡，於 12 月 29 日來診雙足疼痛如蟲咬、刀割，已經醫治了兩星期不能全愈，如今益加厲害，痛得大呼小叫，由家人背扶前來，後因痛而失眠有幾天，血壓因劇痛而不穩定，在醫院住院，因無法使之不痛，徒恃用鎮靜劑而已，來診時神志昏憒答非所問，又哭又笑，幾疑不是雙腿疼痛，當找精神科醫師矣，候其脈躁疾無倫，舌色鮮紅，舌苔斑剝，顯然因痛而致此，老年人本來水分調節已經不良，復加如此劇痛，神經之緊張，兼具脫水現象，舌苔鮮紅如血，斑剝如蟲蝕，若要治療此病，徒靠定痛必然越鎮越痛，非其治法也，當從本處著手，所謂本處者當考慮其年事已高，血液中成分變濁、細胞間隙變小，平時恆在水分不調節之狀態中考慮，絕不可頭痛醫頭，腳痛醫腳，治醫貴在根本解決也。

　　　　雞血藤四錢　當歸尾四錢　生山藥三錢　防風二錢半　羚羊尖八分　杜仲三錢　甘枸杞三錢　川連錢半　雞子黃二枚　熟附塊三錢　黃柏三錢半　原白芍五錢　黃芩二錢　牡蠣二錢　二活各一錢　透骨草四錢　天麻二錢半　桂心桂枝各一錢

囑服三至五劑。

　　此病之變故，既如上述，則調整水分，即所以鎮靜神經，若用鎮靜神經藥未必有效。因為徒從此症的表面著手，無法治療有效也，至於鎮痛則更屬下乘，痛的條件不知，擅用鎮痛非但更痛可能更生其他副作用，如此高齡，用藥稍一不慎，可以立生變故，所以鎮痛又比鎮靜更差，此病之痛之由來必為風寒亦即為過濾性病毒的感染，年老抗力差，反應本該較一般為遲鈍，無奈一直延用鎮靜劑、鎮痛劑至兩星期，則反應連本帶利反比平常人更為劇烈，故用上方緩和之必然有奇效。

　　1 月 5 日再診，痛已霍然全愈，不須他人扶持，神色自如，自己走進來，

家人尾隨保護而已，乃大為嘆服，一方見效如此，再處方治療、調理兼顧，自可不必再來看矣。

　　藁本二錢半　蔓荊子一兩　菊花三錢　甘草二錢　絡石藤三錢　川連錢半　黃芩二錢　黃柏二錢　白犀角八分　桂枝錢半　焦山梔三錢　敗龜板三錢　雞子黃二枚　雞血藤四錢　當歸尾四錢　龍牡各二錢　原白芍四錢　虎骨二錢　大活絡丹二錢半

囑服三劑之後以三至五倍量作水泛丸，必對身心大有益處也，餘無他。

案例 39

　　周先生係劉女士之丈夫曾憶在當時六個月以前，劉女士由恆春核能三廠專程來台北並且在台北租了一間小房子居住，遍訪名醫希望能治愈她的活動性肝炎，她已經治了近二年毫無進展，且漸漸有了肝硬化跡象，不得以暫時離開在核能廠任工程師的丈夫周先生以及未成年的子女到台北來專程求醫，當時她到我診所來求治時曾涕零痛哭，講述她的苦衷，我頗為感動，於是全力為她治療，大概是連續來診五次，開了五方每方配五至六劑不等，以後即完全治愈，同時她的丈夫也調至本省北部近台北的核廠工作由於見妻子全部治療全愈，不勝欣喜，他也素有咳嗽痼疾，乃來求治，他是 36 歲於 9 月 25 日前來初診，咳嗽痰少，已有九個月了，百治不愈，如今胸悶，舌色紫紅，幾近無苔，常常一陣劇咳，時停時發，乃為處方：

　　　麻桂各八分　魚腥草一兩　杏仁三錢　咸豐草三錢　尤苓各四錢
　　　川貝母一錢　藿蘇葉各二錢　龍吐珠四錢　射干二錢　黨參五錢
　　　桑白皮三錢　陳夏各二錢

服三劑。

　　10 月 2 日二診，服後的確較舒暢不大咳，但停藥即咳，咳時胸部極不舒服，咳仍屬無痰。因思此病的病灶，當以喉頭為重心，再處方：

　　　魚腥草一兩　萬點金八錢　炒百部六錢　陳皮四錢　白木耳五錢
　　　桔梗三錢　甘草三錢　牛蒡子四錢　板藍根四錢　麻桂各八分
　　　五味子五分　元參六錢　薄荷五錢

服五劑。

　　10 月 7 日三診，上方效果不甚理想，仍咳無痰喉頭有時乾痛，如此峻厲之治喉方依然無效，則養陰法可以全然無效，一般所稱之養陰法，大概不出於我上面所開的條件，無非消炎、鎮靜、改善喉頭黏膜的過敏、調節黏膜、黏液的分泌，假如此方此法有效則咳嗽必然減輕，即使咳嗽無明顯的改善則至少舌苔紅色當略變淡，或者至少咳嗽略有痰液，喉嗽中如有痰液，則患者

尚有緩衝餘地，若是無痰乾咳最為痛苦，如今舌苔仍絳，仍是乾咳，則上藥不濟事亦明矣，當另想別法，但必須先得有力的佐證，X 光片（chest X-ray）正常，候脈則心跳有時快（100 以上／sec）有時反變慢，無力氣，脈亦無力，X 光片見橫膈膜下沉。

　　原白芍四錢　麻桂各八分　乾薑二錢　細辛二錢　甘草一錢　半夏二錢　白芥子八分　牛蒡子三錢　炒百部四錢　熟附塊三錢　地龍末一錢　北五味子三錢　生石膏三錢　黃耆防風各二錢半

囑服三至四劑。

　　因心跳速脈無力，橫隔膜下沉，均為經久咳，乃衰竭現象，當用上方略加振奮，一般所謂攻補兼施。

10 月 23 日四診，咳嗽改輕且有痰，而呼吸左胸隱隱作痛，有時增劇，此種現象單純咳嗽無之，假若說有其他變故，X 光上當有顯示如今 X 光片上亦正常，必有其他原因，乃問以前有無受傷，答云無之，因問有無摔過，其摔倒著地必在左肩，答云有之，但事經之四年，並無有其他症狀，認為無關，故而未曾提及，由此可知。舌上白苔老是不退是內傷關係，頸椎左方因左肩受撞擊而受波及，方子路線必須再修正：

　　桃紅花各五錢　丹參二錢　乳沒藥各三錢　生薏仁六錢　當歸尾四錢　白芥子八分　冬瓜子二錢半　皂角刺一錢　蒼朮赤芍各四錢　杏仁三錢　川貝母一錢　雲南白藥一瓶分十包日三包下　葱韭白各五錢　（三劑）

10 月 31 日五診，咳嗽大為改善，左胸亦不再痛，喉頭仍略感乾，一乾即咳。

　　桑白皮三錢　冬瓜子五錢　炙款冬三錢　炙紫苑二錢　穿山甲二錢半　黛蛤散三錢　炒穀麥芽三錢　丹參五錢　桃仁三錢　參三七一錢　北沙參三錢　乳沒藥各二錢半　炒百部三錢　韭白頭五錢　雲南白藥照服

11月6日六診，仍略咳不過較來診時已經減輕十分之六，仍有四成頑固不去，如今胸痛加劇，用藥要方方見效實為難事，見無效而堅持原則，必須具獨到之見解，否則常常改弦易轍，病必不愈，既然痛加劇，是必然為肩背處受寒或有感冒，暫停咳嗽之藥，全力行止痛，痛止咳嗽必然改輕。

　　生薏仁六錢　桃杏仁各三錢　參三七三錢　乳沒藥各三錢　片薑黃三錢　佛手柑三錢　川桂肉三錢　炒大茴八分　炒百部四錢　穿山甲二錢半　紅花赤芍各三錢　白芨三錢　地鱉蟲二錢　橘荔核各三錢　蘇梗子二錢半　川貝母四錢　（三劑）

11月13日七診，胸痛不若以前之劇，仍有時痛入極累，咳又減少，一天係咳二、三次而已。

　　桃杏仁各三錢　紅花三錢　乳沒藥各三錢　丹參二錢　歸尾四錢　川杜仲三錢　橘葉四錢　百部四錢　白芨二錢　柴胡二錢　桂枝一錢　牡蠣三錢　花粉三錢　黃耆各二錢半　地鱉蟲三錢　（三劑）

11月20日八診，仍稍有咳，喉癢波及鼻子亦癢極為不舒適。

　　桃紅花各二錢　乳沒藥各錢半　丹參歸尾各三錢　百部白芨各四錢　黃耆各二錢　麻桂各八分　地龍地鱉蟲各二錢　嫩白前三錢　蘇梗子錢半　粉茸五分　仙鶴草五錢　五味子乾薑各一錢

　　方今所當考慮的是咳嗽和胸痛的關連，照此病的條件來看應以胸痛為主，咳嗽為副，原因是用咳嗽藥都無效，用胸痛藥雖然反覆其進步較咳嗽為快，外表看來，病人本來咳嗽如今已經歷八診，咳嗽仍未除，感到大惑不解，須知咳嗽之所以一連二、三年而不愈，絕非一般單純性咳嗽，其牽連範圍極廣，有慢性氣管炎，有喉頭過敏，耳鼻過敏，更兼胸痛可能迭經劇咳，可能為往昔受之內傷性血流失常，揆衡輕重，仍以胸痛為主，雖已不太痛，仍保持原來用藥方式，咳嗽原因既多，可各別用藥分散治之，我如今越治越勇，更進一步處方：

川貝母一錢　白木耳四錢　桃紅花各三錢　丹參四錢　當歸四錢
白芨百部各三錢　白前蔥白各四錢　柴胡二錢　地龍錢半　仙鶴
草三錢　北五味一錢　乾薑一錢　蒼朮二錢　地鱉蟲三錢　地榆
大小薊各三錢　羅漢果一隻　另珠黃散五分　冰硼散四分　合末
吹喉　（三劑）

12月4日九診，胸仍稍痛、喉乾、痰濃稠脈弦數，咳嗽全除而喉乾，可見咳嗽仍未曾全愈，其不咳之原因乃由於外用吹喉藥，使喉頭黏膜充血過敏解除故不癢氣亦不上衝而咳止矣，但是喉乾可知分泌液不平衡，乃氣管支中積貯痰液咳不出即祛痰力不夠所致，乃致胸痛為支氣管壓力升高之故，痰濃稠是由於痰積貯於氣管較久經細菌感染之故，脈弦數，胸中痰液積聚致脈弦緊弦數是可能的，今當大舉用祛痰清肺藥矣。

麻黃一錢　桔梗錢半　甘草錢半　遠志三錢　紫苑三錢　炒大茴
八分　冬瓜子五錢　生炒薏仁各五錢　桃杏仁各三錢　海蛤粉三
錢　橘紅絡三錢　炙蘇子三錢　皂角刺三錢　炒烏藥四錢　橘葉
八錢　吳茱萸八分　三黃丸二錢　竹茹二錢半　陳夏各二錢　雞
子黃二個

另荸薺、海蜇皮不拘多少燉湯代茶，囑服三至五劑。

12月11日十診，喉癢而咳，胸痛而悶，悉數解決，畏其時久，過敏因素特多，深恐再發，當趁勝追擊，去惡務盡，免生後患也。

黃耆各三錢　焦白朮三錢　陳皮錢半　柴胡錢半　甘草一錢　黨
參鬚各四錢　升麻錢半　海蛤粉三錢　炙紫苑三錢　橘葉一兩
皂角刺四錢　三黃丸一錢　阿膠三錢　大茴香八分　五苓散四錢
雞子黃二個　六味丸四錢　薄荷五錢後下　再服三劑

12月18日全部好轉，諸恙悉除，乃開下列之調理方作善後。

黃耆一兩　陳皮二兩　白芨八錢　皂角刺六錢　大茴香四錢　升
麻五錢　海蛤粉七錢　炒百部六錢　陳阿膠七錢　三黃丸五錢

六味丸一兩　　炙紫苑五錢　　橘葉汁四兩　　薄荷七錢　　黨參一兩
五味子五錢　　海藻炭三錢　　柴胡五錢　　牛蒡子四錢　　板藍根四錢
乾薑五錢　　八百光一兩　　雞子黃十二枚　　蔥白三兩　　石上柏（汁八兩）　　羊肺一具

水泛為丸日服三次每次於飯後一錢七分。

案例 40

　　陳先生 46 歲住板橋，因膽囊結石劇痛而住院，經院方檢查必須開刀，經人介紹，偕太太偷偷地從醫院中逃出來於當時之 10 月 7 日來治，由太太扶持，極為痛苦，面色慘悴，一再求我幫忙希望免開刀之苦，此易事耳，不痛醫起來反難於討好，今既然大痛處方必效，理由容後來再述。

　　玉蜀黍鬚六錢　黃精四錢　廣玉金三錢　芪黨參各四錢　佛手柑六錢　敗醬草根六錢　茵陳五錢　何首烏四錢　桑寄生五錢　六一散六錢　當歸五錢　薑黃三錢　失笑散四錢　金錢草三錢　鳳尾草六兩

　　因為當時劇痛等待不及回家煎藥，乃求藥店為他代煎一帖共煎三次裝得大熱水壺一大壺，由於從來不曾服過中藥，臨行匆促，又忘記了藥房告訴他如何服法，同時亦已經痛得昏了頭，竟將藥汁一口氣全部服下，在雇計程車回家時痛得更厲害，蓋膽石痛之形成，是膽石從肝膽區進入膽管，通過膽管時乃生壓力而致劇痛，復將大罐藥湯一起灌下，壓力更增加當然痛得不得了的厲害，全身發抖冷汗直流，他的太太那時又另雇計程車去辦退院手續，他單獨一人在車內拼命掙扎，似乎去死不遠的樣子，計程車司機認為他吸食迷幻藥及強力膠譏云「老兄年紀不小了還吃強力膠？」陳君雖然是劇痛，神智尚清，聞言大怒，正待發作要想回罵幾句，實在痛得無法開口，僅僅過了十幾分鐘，突然痛止，全身舒暢，一到他自己家門口，便打電話給我，告訴我如此這番，我很生氣哪裡有將三服藥，一併吞下的道理，虧得他運氣好，否則壓力突然增加，膽管、膽囊破裂那還了得，我所以覺得此病容易治愈的道理是既然已經很痛則膽石已經從膽管中漸漸走出來了，只須趁勢一送便可全愈，假如不痛，膽石未必走入膽管，要將之除去恐怕還要多費一番功夫，如今反而戲劇式的全部膽石排除而全愈，此乃借其力，順其勢也。

　　相隔一個月之後，帶他的女兒來看病，再到藥房去買藥，因問其何以很久未來看病，他實述以上之經過，我便為他開一方，以免膽再結石來日再復發，就沒有意思了，處方如下：

敗醬草六錢　片薑黃二錢　何首烏四錢　龍膽草二錢　鳳尾草六錢　桑葉寄生各五錢　失笑散四錢　佛手柑六錢　豬苓茯苓六錢　茵陳五錢　參鬚三錢　玉金三錢　當歸五錢　防風通聖散錢半　六一散四錢

囑服三劑，以後每星期一劑，至四個月後每二、三星期一劑，少吃含膽固醇高的食物，多吃素菜，不飽和脂肪酸食物，一迄至今，後未再發，此病的經過，非常戲劇性，乃爰為之記如此。

案例 41

台中

　　王老先生 10 月 19 日來初診，今年 70 歲由其女陪來候診，全身倦怠，聲音嘶啞，說話毫無氣力，咳嗽痰難出，蓋痰在肺中積聚甚多，否則聲音不可嘶啞，已經無力將痰祛出矣，臉色蒼白，身體絕差，更曾有腸胃出血的病史，睡眠尚可，帶來之 X 光片，胸腔肺部，一片純黑，肺肋骨角明顯，顯然為肺氣腫而橫膈膜往下沉呈 fixation 狀態，以前為英文教授。

　　就理論之，年事已高，肺氣腫雖不能全愈，但如能靜靜修養，多多保養身體，已經不若年輕之動量高、代謝高，若不受風寒感冒，冷天注意寒暖，應無多大問題，無奈已發感冒乃至大發作，遍歷大醫院群醫束手，理由是既無法使其當時痛苦的情況改善，更無法消除其肺氣腫，只能徒呼負負，經二、三位友人介紹，乃來就診，其舌苔白厚當用：

　　丁香八分　炒大茴八分　北沙參一錢　枇杷葉一錢　桑白皮一錢半　海浮石二錢　海蛤粉四錢　九層塔根二錢　桔梗二錢　甘草一錢　陳夏各一錢半　蒼朮四錢　炙麻黃八分　川連一錢　橘皮四錢　附桂八味丸八錢　五味子七分　藿香正氣散三錢　地龍末一錢　熟附塊一錢　乾薑八分　吳茱萸八分

以清腸胃，囑服五劑。

　　10 月 26 日來複診，嗆咳改善，痰早上較為難出，病人一直都很瘦，早上所以難咳出來，因夜間痰積聚甚多，早上起來動力又不夠，自然不能暢快咳出。

　　生山藥六錢　山茱肉一錢　麥冬四錢　砂仁三錢　熟地三錢　丹皮四錢　茯苓四錢　澤瀉一錢半　黃耆一錢　海蛤粉四錢　海浮石二錢　北沙參三錢　陳夏三錢　九層塔根三錢　炙麻黃五分　川連一錢　桑白皮五錢　炒大茴八分　五味子一錢　丁香八分　藿蘇葉各三錢　熟附塊一錢　乾薑八分　吳茱萸八分

新鮮荷葉，羊肺煎湯喝，囑服五劑。

如此可以先告一段落，應該很好了。

11月9日三診，前些的感冒，體本虛弱，未及復原至十之二、三，病再發，劇咳、痰真難出、喉甚乾：

  黨參五錢　焦朮四錢　茯苓四錢　甘草一錢　白芍四錢　川芎錢半　藿蘇葉各三錢　黃耆一錢半　五味子六分　乾薑四分　桔梗一錢　魚腥草四錢　麥冬三錢　陳皮四錢　海浮石三錢　丁香八分　清半夏二錢　炒大茴八分　海蛤粉三錢　橘葉三錢　白木耳一錢半　九層塔根八錢　牛蒡子四錢　桂附八味丸三錢

另：海蜇皮、荸薺、冰糖燉湯服。

11月30日四診，舌苔白黃而乾，痰咳均少，症狀大為轉好，當注意氣候，後用長期方調養了。

  生山藥一兩　甘枸杞一兩　蟲草六錢　北沙參五錢　清半夏四錢　陳皮五錢　蛤蚧一對　八百光一兩　茯苓神各一兩　蓍歸各八錢　遠志七錢　石菖蒲七錢　桔梗六錢　五味子汁一兩　天麥冬汁各五兩　參鬚一兩　炙紫苑六錢　紫丹參四錢　九層塔根汁五兩　粉茸三錢

真正的重點，不在於藥物的治療，而在於平時的保養，慎防感冒，最為要緊，尤其是冬天，特別要當心。

隔四個月後3月21日，又因發燒再來求治，症狀是胸口發痛、耳鳴，這都是因為感冒咳嗽關係，雖然咳嗽不太厲害，但像他這樣的身體，復加肺氣腫，症狀就可以有這麼嚴重，不但如此，更因為缺氧的關係，血液中酸度增加，故而人感到很熱，食慾降低，二氧化碳之積貯，尤其在血管滿布的黏膜面上（尤其在對外開放的黏膜面，譬如喉頭、氣管等等，為對外開放性），產生過敏現象，一遇外界冷空氣則生乾咳無痰，實則也屬痙攣性狀態的一種，這一點對處方非常重要，如果不審此理，那麼開方再好，也無法全愈，蓋一說就通，不過如何能好，第一重點必須使咳嗽改善，既是乾咳，處方當為：

川連一錢半　天花粉三錢　蟲草三錢　麥冬四錢　黨參三錢　八百光四錢　黃芩二錢　沙參三錢　桑白皮五錢　枇杷葉三錢　九層塔莖三錢　海蛤粉三錢　五味子一錢　炒大茴八分　焦穀麥芽各三錢

單憑方劑，不注意飲食，奏效很慢，所以應該吃炒黃米煮稀飯，同時面色灰敗，呼吸極差，祛痰力更不夠，當用燕窩、海蜇皮、荸薺、冰糖燉文火當點心服之。囑服三劑。

三日後再診，苔黃白厚，咳無痰，喉痺均改善，肺活量差，更兼胃口差，舌苔黃是酸度高之外兼及胃腸，當予清理：

米炒麥冬四錢　米炒百合三錢　黨參四錢　八百光三錢　川連二錢　石斛三錢　炒山楂三錢　甘露消毒丹一錢半　桔梗一錢半　枇杷葉三錢　陳夏各一錢半　牛蒡子四錢　川楝子二錢　北沙參三錢　蒼朮四錢　茯苓四錢　藿蘇葉各三錢　炒百部三錢　川貝母一錢

平時略喝些養樂多，囑服五劑。

其服後情況改善，就照上方漸漸將藥味一步步減少，已迄全愈，前後共一星期，全然恢復。病者甚為感激，因為治了很多地方，幾乎認為不治矣，雖然經治療後，不能完全恢復健康一如青年人，但治療到此程度，令病人甚為滿意，特地送三五香菸一條以表謝意，我如今戒菸已二年了，以前每天抽菸四包，幾乎手不離菸，他送我菸的時候，我還未戒菸，自然正得其需也。

案例 42

台中

余太太 40 餘歲，是余同學的母親，於 10 月 22 日前來招待所求治，她患高血壓已經十幾年，每天要服降壓劑，量越服越高，而病也越來越多，若是不服降壓劑，則頭痛如割，無法忍受，如今高血壓越來越厲害，連降壓劑也未必降得下多少，復加失眠、便秘、十二指腸潰瘍，左頭左手腳均痠痛，有時候發麻一如患腦卒中與中風的病人相仿，半身不遂。

高血壓必然有其他原因，若是不管三七二十一，一味地降壓，後必有災，而且長期服用，可使人腦力遲鈍，則反應遲鈍，於是腸胃道之動量大差，影響自律神經，導致消化道潰瘍，影響消化道，更反饋至自律神經，故而便秘，大便不通，以及失眠、情緒不良、神志迷濛，終日如墜五里霧中，渾身發癢、發麻、疼痛者均有之，視其神經血管反射的差異，而影響亦差異有別，更劣者，血壓未必因長期用降壓劑而改善，西醫只有中樞降壓劑直接降壓，末梢血管擴張，間接降壓，其實人體以及病情均不如此簡單，如今弄得渾身是病，醫起來很費周章，究竟當從何處著手，從血壓、血管著手，絕不討好，後果必然不高明，何況中藥之力遠較西藥為輕，無法立時奏效，如今首要條件，當先使血液成分調節，再從血管著手，緩緩改善，可收事半功倍之效。

藁本四錢　防風四錢　蔓荊子三錢　紅花三錢　黑大豆一兩　菊花五錢　熟附塊三錢　白人參一錢半　八百光四錢　羚羊尖三分　炒草決明八錢　黃芩一錢半　青陳皮各二錢半　桃仁二錢半　豬薟草一兩　益母草八錢　茺蔚子四錢　川杜仲四錢　胡麻仁四錢　乾薑三錢

此方改善血中各種脂類血清蛋白，兼顧血壓，尤其不可疏忽者是神經緊張、痛及麻木，當一併改善，否則無法成事，囑服七劑。

11 月 3 日前來複診，情況無甚進出，血壓仍舊高，且較以前更高，因為已經漸漸停服降壓劑，中藥力量不夠，乃致於此，實亦無足怪，日後自然可

以平穩,所謂頭難頭難,開始之時,千頭萬緒稍有不順利,原無足怪,又去檢查發現肝機能低下,病人大驚,我的回答是不足深懼,降壓劑已去除,血管收縮擴張一時均有改變,暫時見此不平衡狀態,當繼續疏導,此次用藥當少而精專,因為我確定痛的變化由此而來,乃再處方疏導之,服五劑。

　　當歸六錢　原白芍四錢　川芎三錢　桂枝二錢　桂心八分　芫蔚子四錢　川杜仲六錢　五味子三錢　天麻三錢　麥冬四錢　參鬚二錢　紅花三錢　大活絡丹一錢半

　12月13日前方服後,痠麻改善,血壓仍高,舌苔白厚,左右手冷熱不一樣,深為奇怪,前幾方力量均極宏大,而血壓竟不降,必有原因,因再問高血壓之產生雖在十數年前已有,但還可以用降壓藥降下來,從什麼時候起,連降壓藥都不管用呢?她說自從前年動乳房手術後,舒張壓就一直降不下來,因而大悟,要降此血壓,上藥力量雖大,不能直接中的,乃改方為:

　　夏枯草一兩　歸尾五錢　磁朱丸三錢半　熟附二錢　丹皮四錢　鈎藤四錢　菊花四錢　含羞草根五錢　蔓荊子一兩　桃仁三錢　益母草四錢　芫蔚子三錢　大活絡丹一錢半　赤芍四錢　紅花三錢　全蠍一錢　白犀角一錢　柴胡黃芩各二錢半

囑服七劑。

　3月2日四診,蛋白尿(+),血壓150/100 mmHg,氣候變化,常常因之而頭暈,長期使用降壓劑後,會使血管壁硬化,其中尤以腎微血管受害最烈,上方使血壓略降,實不足道,當下中樞降壓,再加調節腎臟血管劑。

　　羚羊尖五分　石決明二錢　柴胡黃芩各二錢　商陸根四錢　蒼朮四錢　仙靈脾六錢　杜仲四錢　蔓荊子六錢　花生衣四錢　六一散三錢半　川連八分　夏枯草一兩　菊花四錢　含羞草根八錢　藁本三錢半　黃柏二錢　白芍四錢　服三劑

　3月9日五診,前方服後,血壓下降至130/90 mmHg,接近正常矣!但月經來不止,此為神經性之反應,當舒緩神經,不使緊張,渾身痠痛即可改善:

桃仁一錢半　紅花一錢　牛七一錢半　木瓜三錢　威靈仙一錢半
　　熟附塊二錢　陳夏各三錢　蒼白朮各三錢　膽南星一錢　茯苓四
　　錢　乳沒藥各一錢半　防己四錢　白芷二錢　二活各二錢　木通
　　一錢半　防風四錢　甘草一錢半　龍膽草二錢半　連翹四錢　黃
　　芩二錢　竹茹二錢　砂仁一錢　熟地四錢　地榆四錢　仙鶴草二
　　錢　益母草三錢

囑服三劑。

　　3月16日六診，服後一切症狀改善，但頭仍暈。原方加：
　　　西洋參四錢　天麻二錢半　桂枝一錢
再服三劑。

　　3月23日七診，頭暈、頭痛等均除，胃口不適、胃痛而咳嗽，此本來很複雜之病，日今漸漸好轉，胃的症狀開始出現，又加感冒受涼，兩管齊發，來勢洶洶。

　　　六一散三錢　吳茱萸一錢半　川連一錢　黃柏二錢半　黃芩一錢
　　半　生山藥五錢　佛手柑三錢　廣玉金三錢　天麻二錢半　九香
　　蟲二錢　炙雞內金二錢　乳沒藥各二錢半　蒼朮二錢半　製香附
　　四錢　甘松一錢半　服三劑

胃痛改善，微悶，血壓全部正常。原方加：
　　　桂枝茯苓丸四錢　柴胡黃芩各一錢半　陳香櫞三錢
自此之後一切都無問題，因期中考試未去台中教書，乃停去兩星期，並囑有問題可通電話，而電話也不來，大概沒有問題。

　　4月13日，九診，胃刺痛，胃酸大盛，頭暈，左側半身極重，幾不能轉動，因處方：

　　　黨參鬚各五錢　六一散六錢　川連四錢　製香附汁四兩　川楝肉六
　　錢　菊銀花汁各三兩　吳茱萸五錢　杜仲八錢　佛手柑六錢　石決
　　明四錢　葫蘆巴六錢　地榆汁五兩　夏枯草汁二兩　白芍八錢　甘

草五錢　刺蒺藜八錢　蒼朮六錢　蔓荊子汁三兩　八百光八錢　天麻五錢　九香蟲六錢　甘松六錢　藁本四錢　失笑散八錢

一切症狀幾已全部解除，此時純屬消化道潰瘍症象矣！當以長期藥治之，尤其是用藥粉遠較湯藥為佳，第一藥粉可以滿布於胃壁，非但治療還可以作敷應劑，一如照 X 光所用之鋇劑，一進入胃即全面散開，薄薄地敷在胃壁上，具緩和胃刺激之功，第二藥粉量輕而分布如上述之均勻，藥水為液體，液體入胃晃動，則胃壁受刺激而收縮，藥汁味道苦而劣，有時反引起嘔吐，更大的刺激，非但達不到治療的目的，胃腸潰瘍反因嘔吐而加重，嘔吐使患者不愉快，或竟不再信任，則為山九仞功虧一簣矣！故用前述之長期的粉劑以代湯液。

嗣後一切正常，迨 6 月 8 日，又來診是為十診矣！原因為發生些不愉快事，更兼感冒，乃在前方中加白人參一兩、炒故紙四錢、焦穀麥芽各五錢，則胃酸、心跳、頭暈、不眠當可改善。

8 月 10 日又來十一診，是子宮發炎，白帶多，月經不來，此又當別論矣！非本病，乃本病之後的餘波。

蒲公英五錢　歸尾四錢　益智仁四錢　知母四錢　白扁豆衣四錢　川連一錢　臟連丸一錢　黃柏一錢　蒼朮四錢　川楝肉三錢　吳茱萸三錢　益母草四錢　六一散三錢　生薑五錢　生薏仁四錢

自此之後，全部康復，不再用任何降壓劑，一切正常，其家人大為感慨，中藥之好不可思議，十餘年之病一掃而空，其子余同學自此更為佩服，常常來抄方。

案例 43

台中

　　陳小姐 17 歲於 10 月 13 日前來初診，在幼年 4 歲的時候曾跌倒過，頭部受外傷，一年之後漸漸產生癲癇症，藥物無法控制，從 5 歲多開始，直用西藥控制，起先尚可，於今越加厲害，西藥之控制力已經慢慢地力不從心了，觀其脈舌，未必有任何異樣，但面色蒼白，神志委靡，17 歲之女孩看來只有像 13、14 歲左右，顯然長期服用抗癲癇之劑，身體因大腦受藥物之影響乃影響及全身之代謝有以致之，而且月經也不正常，如此則代謝之不良更波及發育矣，抗癲癇不用無法控制，用則發作程度較為緩和，既然如此則抗癲癇之藥最好莫如用中藥取代，或竟進一步將癲癇澈底治愈則更佳，說起來容易，做起來不容易姑先處方一試。

　　　　柴胡二錢半　桂枝二錢　甘草一錢　竹茹四錢　龍牡各四錢　生
　　　　白芍四錢　大棗五枚　全蠍三隻　清半夏二錢　生薑三片　胡桃
　　　　肉三錢　當歸二錢　羚羊尖五分　石決明六錢　地龍三錢　厚朴
　　　　錢半　蒼朮四錢　蜈蚣二條

　　於 10 月 20 日二診情況略為改善，但抗癲癇劑不能停，囑改服鎮靜劑之西藥即可，毋須抗癲癇劑，復為處方：

　　　　熟附塊四錢　乾薑二錢　黃耆四錢　厚朴五錢　柴胡二錢半　地
　　　　龍四錢　桃仁紅花各三錢　全蠍一隻　五味子三錢　青麟丸四錢
　　　　磁朱丸五錢　粉丹皮四錢　桂枝二錢　胡麻仁三錢　柏子仁三錢
　　　　郁李仁三錢　當歸四錢

既屬受傷而發生之癲癇症多為大腦皮質上有外傷後血管愈合產生疤痕，由此而血流量之改變影響大腦電荷的改變，理應屬於 Jackson's epilepsy，又正值發育時期，極需一藥兩用，乃處方如上開的條件，應較第一方為佳，囑服五劑。

　　10 月 27 日三診服後效果甚佳，但鎮靜劑則不能停，因想此病變化少而病根深，常來診治，並無多大幫助，且患者及病家常常為治病奔走於途，於

心頗為不忍,而且亦未必一定需要,乃開長期藥方一張,囑服用後效果佳則漸漸使西藥鎮靜劑↓,如無其他變故則此病在半年之後應當可愈及泰半。

牛黃一錢　硃砂八分　全蠍二錢　西月石五分　梅片六分　硝石二錢　土牛七六錢　地龍二兩　球形仙人掌一兩　巴豆根八錢
作為粉劑

日三次每次五分配第二診之方漸漸緩圖之,如有問題可隨時來電,在台中時即可直接來診治。

以後一直未來,我因患者多而早已忘卻此事,此病是同學介紹來治病,以後課畢談起,承該介紹同學相告,盡一料長期藥之八九,即已全愈矣,未向老師提起,今特為告之,不禁莞爾一笑,此個案很特別,乃為之記。

案例 44

台中

　　謝女士 50 歲於 10 月 22 日來初診，頭痛已十三年，遍治中西醫無效，聞人言及，乃來姑妄一試，她頭痛之現象，是先從頭頂心開始痛一直至後頭頸痛，要嘔吐方覺緩和，臉奇紅異於一般常人，鼻素有病，舌苔黃色赤絳，發熱感每天如此，少腹常痛，血壓亦高。

　　面對如此複雜的現象，必須先理出一個頭緒來，用藥方有分寸，否則無甚意義，治療等於白費，此所以治十三年無法治療的主要原因，頭痛分二種，痛在頭顱內，腦壓當大升，臉色應該蒼白，今則反是可知其痛在顱外，因為面色赤紅，可見顱外血管因頭痛而常常擴張以致此，從頭頂心痛至頸項，血壓高可以頭項強痛，從頭頂開始痛，則其痛的開始必然由於體組織胺之增加，舌赤、發熱感、少腹痛是更年期常有之現象，鼻子有慢性鼻病，納氧量減少，非突然減少，乃十幾年來漸漸逐步降低，故病人並無特殊症狀，但對頭痛具有莫大的影響，癥結既明，用藥不會太難：

　　羚羊尖五分　石決明四錢　藁本四錢　牛蒡子四錢　葛根六錢　荊防各五錢　二活各三錢　細辛三錢　川芎二錢　川連一錢　白芷一錢半　蒼朮四錢　黃柏三錢　甘草一錢　吳茱萸一錢半　菊花四錢　當歸四錢　地龍四錢　益母草一兩

　　10 月 29 日再來複診，初服效果很好，再服似效果較差，近日更眼刺痛、胸悶、身熱感，初服甚好是本方發揮效力最佳時刻，再服似乎效果差，非效果差，乃是患感冒，一般認為感冒必須傷風咳嗽、流涕，實則不然，感冒有很多種，virus 感染現象更是千變萬化難以猜測，但如有現象在先，此即為結果，有此結果，再向上追溯原因不難，眼睛刺痛，但不見紅腫，乃知為結膜炎，細菌性如葡萄球菌、鏈球菌性，若為過濾性病毒的結膜炎，一般說來當屬感冒之流最為可能，胸悶、身感熱，後者前次來診已經有了，胸悶為新添之症狀，當鎮靜清理。

藿木香各一錢半　蒼朮四錢　黃柏三錢　當歸三錢　六一散四錢　升麻一錢半　五苓散三錢　硃燈心三錢　竹茹三錢半　北五味子六錢　葛根一兩　菊花六錢　柴胡黃芩各二錢半　藁本三錢半　蔓荊子四錢　荊防各三錢　參鬚三錢　天花粉三錢　車前子三錢　紫河車一錢半　茯苓三錢　丁香八分

11月10日三診，眼痛依然，頭頂不痛僅發麻而已，頭額兩邊太陽穴位微痛，腹痛已除，有時略會脹，睡眠不良。

此為血壓高之反射痛，因頭兩邊之太陽穴微痛也，頭頂麻，則痛雖改善，尚嫌未澈底，腹痛改善，有時會脹，與她的頭痛至頭麻情況正好相同，眼刺痛，睡不好等種種症狀，有些改善，有些加重，有些小症狀突發，有發症狀又漸漸消失，不得以局部方式推測，否則一波波相連，流散無窮矣。當考慮其基本條件，故血壓雖高，不宜用降壓藥，當以風藥散之，加鎮靜劑壓之即可。

柴胡三錢　黃芩二錢半　菊花三錢　益母草三錢　枳殼三錢　熟附塊三錢　桔梗三錢　荊防各三錢　二活各二錢　歸尾三錢　青陳皮各三錢　葛根四錢　蒼白朮各二錢半　夏枯草二錢半　木防己四錢　川連一錢半　厚朴一錢半　帶皮苓三錢　桃仁三錢　仙鶴草三錢　羚羊尖三分

12月28日四診，前方服之極佳，病人往無如此舒服十三年之宿疾全部解除，認此方為靈丹妙藥，常常服之症狀日漸改善，一切正常，蓋此方我沒有叫她再來換方，僅云常常服之即可，故病人已久未來矣。最近天氣變化，狀況又漸漸不穩定，深恐再發先來請教，乃為之處方：

夏枯草四錢　陳夏各三錢　益母草五錢　羚羊尖八分　鈎藤五錢　川芎三錢　原白芍五錢　荊防各三錢　柴胡三錢　茯苓四錢　白朮四錢　厚朴三錢　菊花三錢　蔓荊子一兩　當歸四錢　甘草一錢半

情況既已大為穩矣！氣候變化時，要小心保養自然無問題，最怕發感冒，則

必然又重發,此病要全愈,須候天氣,俟至明年春天,嚴冬已過,則藥力併天氣轉暖,可收事半功倍之效。十三年之疾,三方而愈,成績也還算可以矣!但尤須當心者,乃年已50,更年期之症狀千變萬化,隨女性生活環境、情緒,一切變化而變化,故各各相異而不同,當儘量注意,如一有不正當立刻就良好正派醫生就醫,方為明智之舉矣!

　　嗣後就一直未發,其親戚來診時,詢及此女士,答云早已全愈,而於今愉快自如也。

案例 45

台中

　　劉先生10月22日來初診，此患者是前案例謝女士之子，因我為其診療成績尚可，她乃特意邀其子來治療。

　　劉先生年不過30歲左右，但有一奇怪現象，即左邊頭頸有一硬塊，隨心跳而跳動，顯然隨心搏而跳動，則問題可就大了，可能為頸動脈瘤，主張開刀，但開刀頗為危險，群醫束手徒喚之而已，我見此病頗為心驚肉跳，實在未敢立刻處方，若是頸動脈瘤，即使外科開刀，未必有把握，即使開刀可全愈，但以頸動脈之高壓，復加開刀後縫合得如何優良，遲早總是不免破裂，則此外科治療，除多花費錢財之外，恐怕後果未必比不治為佳。

　　尤有甚者，喉邊近內頸動脈之硬塊，觸之應手搏動之外，更因由於壓力之故，乃致喉頭燥裂、沉痛、胸口痛，深思之後不得要領，乃請患者下星期再來一診，此次實在情況曖昧，無法處方，為求鄭重計，請讓我思考一星期，再作答覆，病人依言辭去，至下星期再來。

　　回家之後，夜深人靜，悠悠進入靜思中。若為頸動脈瘤，則脈搏左右手必不相同，瘤既如此之大，則不同當更為明顯，但我曾仔細候脈，並無此種現象，則頸動脈瘤之說雖不能全部否定，但可商之處，疑竇很多。

　　若非頸動脈瘤（因若真是頸動脈瘤則無法治療，所有處方當無意義），則此處可能是淋巴腺瘤，若為淋巴腺瘤則又何以隨心搏動而跳動，如此疑竇不能解釋，則淋巴腺瘤之說不能成立。

　　頸側處缺盆上，是頸動脈、淋巴腺二者都在此處會合……。

　　假若頸動脈在下，淋巴腺在上，則當然不致於候之搏動，應心跳動而動。

　　假若頸動脈在上，淋巴腺在下，淋巴腺生腫瘤，乃頸動脈被頂起，橫越淋巴腺瘤，則我人可候得搏動應手者是頸動脈，然而頸動脈固然無病，因淋巴腺之腫大而將之頂起，似乎有此可能，經二小時之苦思，乃恍然大悟，此

非頸動脈瘤乃是總淋巴管瘤，雖然如此，亦不見得好治，更須研究如何治療，先消其硬塊再作醫理。

  穿山甲三錢　生薏仁四錢　土貝母六錢　白芍四錢　皂角刺三錢
  海藻炭三錢　黃耆四錢　乳沒藥各二錢半　柴胡三錢　黃芩三錢
  地力粉三錢　左牡蠣八錢　當歸尾四錢　黃藥子三錢半　川芎三
  錢　蓬朮三錢半　連翹四錢　菊銀花各四錢

囑服五劑，試試看。

  11月7日再診，喉頭緊張感略除而已，其他無變化，去黃藥子加生海螵蛸三錢、生炒山藥各四錢，再服。

  三診，痰減少，硬塊已軟不若前之緊，可知診斷、治療均無誤，唯感腸胃不佳，乃勸其用湯液倒不如用藥丸緩緩治療，效果較佳，處方為：

  穿山甲五錢　左牡蠣五錢　地力粉八錢　夏枯草汁四兩　茯苓五
  錢　菊銀花汁各五兩　八百光一兩　海藻炭五錢　蓬朮四錢　黃
  藥子八錢　元參一兩　天麥冬汁各五兩　鹹橄欖汁一兩半　鱉甲
  末七錢　藿香正氣散一兩　天花粉一兩　當歸尾八錢　土貝母八
  錢　生薏仁汁四兩　五味子八錢　川芎五錢　魚腥草汁五兩　乳
  沒藥各二錢　海蜇汁四兩　柴胡黃芩各八錢　皂角刺七錢　赤芍
  汁二兩　熟附塊汁二兩

水泛為丸，日服三次，每次飯後服一錢半。

  12月12日四診，服藥效果極佳，唯最近略感刺痛，乃處方：

  柴胡二錢　黃芩三錢　桂枝一錢　牡蠣三錢　木防己四錢　原白
  芍四錢　防風三錢　細辛二錢　土貝母六錢　胖大海二錢半　藁
  本三錢　蔓荊子一兩　菊銀花各三錢　當歸尾四錢　八百光四錢
  穿山甲四錢　生薏仁五錢　玉蝴蝶三錢

囑服三劑後，可將此方保留，平時用長期性丸藥，若有些不適或痛即用上方，連服二、三劑即可。

嗣後一切漸漸趨正常，喉邊之瘤腫全部消卻，醫生之責任在治病，醫生最大之快樂，也是將人之病治愈也，此病之用藥所以奏效，全在病灶四周環境處下大功夫，單治淋巴瘤腫，恐怕無法治療，此用漢方之特色也。

案例 46

台中

　　楊先生由高雄來台中診視，初診時間是 11 月 10 日，脈搏甚洪大，體瘦削，耳朵重聽且有回聲，此類症狀的起源，先是下痢不止，吃中醫藥粉後再發生頭僵、重聽、視力差等問題，中藥粉很少會發生如此多之問題，若中間滲入西藥副腎皮質酮（cortisone 或 steroid hormone）則問題多了，下痢小病並不難治，必然是過敏性的久久下痢，即使下痢而治療不愈，也斷無用 cortisone 之道理，一定是下痢久則腸液中含大量的電解質如 Ca^{++} 及 K^+ 之流失，因之而肌肉痠痛，或竟兩腿痠痛而無力，再會用中藥摻 cortisone，詢問有無雙腿痠痛更兼下痢而服用中藥粉，詢之果然如此。

　　頭項僵硬、重聽、視力差是因為 cortisone 對鈉（Na^+）有滯留作用，水分因 Na^+ 滯留而滯留積貯於腦幹後，以致部分水分失調，當急速救濟之。

　　　　乾薑一錢　附塊二錢　原白芍四錢　山茱肉錢半　帶皮苓二錢
　　　　蒼白朮各四錢　高麗參三錢　丹皮四錢　磁朱丸三錢　生山藥五錢　五味子三錢　蔓荊子三錢　澤瀉八錢　粉茸羚羊尖各二分
　　　　參苓白朮散六錢　胡桃肉五錢　商陸根六錢　甘枸杞四錢

服三至五劑再說。

　　11 月 24 日再診，腹瀉腿痠改善不多，副腎皮質酮俗稱「美國仙丹」如今濫用，為禍至烈，本病因用過美國仙丹，西藥之力單味即遠勝中藥開方五劑略見小效，診斷治療均不致於錯誤原因是 cortisone 之水分積聚，一時尚無法全部清理，鉀之流失（$K^+↓$）神經傳導電位差降低，紅血球之膜可能因鉀離子之變化而生變化，較易生破壞，再處方：

　　　　柴胡三錢　桂枝心各八分　生山藥六錢　黃耆四錢　山茱肉三錢
　　　　澤瀉錢半　北五味子三錢　丹皮四錢　磁朱丸三錢　吳茱萸四錢
　　　　參鬚三錢　黨鬚三錢　青娥丸三錢　茯苓三錢　熟地三錢　大棗

五個　　仙鶴草八錢　　九層塔根五錢　　倒地蜈蚣四錢　　當歸四錢
　　　川連八分　　熟附塊五錢

再服三劑。

　　12月1日三診，重聽、腹瀉明顯改善，須調理方之調理比治療為重要。
　　　藿木香各二錢　　龍眼肉四錢　　高麗參三錢　　白朮散四錢　　蒼白朮各
　　　三錢　　遠志五錢　　生薑錢半　　石斛三錢　　炙甘草三錢　　當歸五錢
　　　茯苓四錢　　川連錢半　　仙鶴草八錢　　赤砂糖一匙　　焦六曲三錢

囑服五劑。

　　12月8日重聽解除，每天大便減為兩次，可以全力治療腹瀉矣（第四診）。
　　　黨參四錢　　焦朮四錢　　茯苓四錢　　甘草一錢　　焦六曲三錢　　炒黃
　　　山藥六錢　　土貝母三錢　　炙雞內金錢半　　參苓白朮散四錢　　龍眼
　　　肉六錢　　炮姜三錢　　蒼朮黃柏各三錢　　熟附塊三錢　　乾薑二錢
　　　土貝母三錢　　另外用生薏仁　　杜仲　　巴戟天　　香薷　　等分煎湯代
　　　茶喝

　　12月15日五診，雖然一切改善但晚上多夢不眠，此乃是久瀉後的神經緊張症狀，較之耳重聽渾身痠痛要輕多了，原因仍屬電解質不平衡。
　　　白犀角錢半　　熟附塊三錢　　炒黃山藥四錢　　澤瀉錢半　　炮姜二錢
　　　川芎三錢　　赤芍六錢　　夜交藤三錢　　川連八分　　石斛錢半　　焦穀
　　　麥芽各三錢　　丹皮四錢

　　12月22日全部平復精神愉快，我因勸其無須從高雄趕來每星期一次至台中，實在也很不方便，如今情勢也已經穩定，只須用下列所開的藥方，連服三劑後，按五倍之量配藥粉長期服用即可矣。
　　　生炒山藥各五錢　　黃耆五錢　　芡實四錢　　龍眼肉四錢　　澤蘭葉三
　　　錢　　葛根五錢　　陳皮三錢　　枸杞四錢　　破故紙四錢　　龍骨牡蠣各

二錢半　參苓白朮散五錢　石斛川連各三錢　訶子肉一錢　五味子一錢　大棗五枚

　　事後他介紹友人來治時，我詢問他的近況健康方面一切正常，也可謂經詢問追蹤得到了結果，一共先後診治六次，每星期一次。

案例 47

　　李XX，女性，19歲，因常感冒就醫注射乃至藥物過敏，全身潰爛，除臀部外幾乎無一塊完整肌膚，悲呼號哭，由其兄背負而來，亦不能坐在椅子上候脈，只能背在肩上候脈。其脈頗燥疾，舌苔全部斑剝如去皮之鴨舌，當時在診所之病家見如此可怖之現象，認為是何種怪病，不是麻瘋，便是天泡瘡，均四散走避，我亦無可奈何。她又有食物過敏；許多食物均不能吃，我當時只能先治症象再說：

　　　　白芷二錢　防風三錢　荊芥三錢　藁本三錢　蔓荊子二錢　天麻二錢半　藿蘇葉各三錢　川芎三錢　當歸尾四錢　地黃三錢　赤芍四錢　菊花三錢　五苓散四錢　（珍珠粉五分　牛黃五分）分三次吞　柴胡黃芩各三錢半

囑服六劑再看，時為10月28日。

　　病家眾多，我一一看畢回家，實在已精疲力盡，無暇深思，夜深人靜後復想到此病。何以會過敏如此厲害，實在百思不得其解，只能下次來看結果如何再說。

　　11月10日再來複診，過敏潰爛之處業已全愈，人頗正常，一切病如失，我非常奇怪，何以又好的如此快。今來看之理由乃感冒咳嗽、喉嚨痛而已，乃處方：

　　　　八百光三錢　甘枸杞四錢　鹹橄欖一枚　天冬麥冬各三錢　胖大海三錢　玉蝴蝶四錢　羅漢果一個　白木耳四錢　藿木香各三錢　荊芥防風各二錢　生炒山藥各四錢　牛蒡子三錢　板藍根二錢半　三黃丸一錢半　蔥白五個

囑服三劑。

　　以後一直無消息，至翌年2月2日來診，鼻子過敏常流涕，處方：

　　　　柴胡前胡各二錢　白前一錢半　金銀花五錢　辛夷四錢　知母黃

柏各三錢　生山藥五錢　丹皮二錢　魚腥草四錢　麻黃二錢半
　　生石膏一錢　石上柏二錢半　葛根六錢　蔥白五個　赤砂糖一匙
　　上清丸二錢半　連翹二錢半　甘草一錢半

囑服三劑。

　　2月5日再來，頭痛泛惡熱已退清，咳嗽厲害，處方為：

　　白芷三錢　川芎二錢　蒼耳子三錢　知母黃柏各三錢　蔓荊子一兩　防風三錢　荊芥二錢　上清丸一錢半　麻黃三錢　焦山梔三錢　焦神曲三錢　川貝母一錢　八百光三錢　石斛一錢半　生薏仁五錢　葛根八錢　午時茶二塊　蔥白八個　赤砂糖一匙

　　服後即愈，連過敏亦治愈，食物不會過敏，藥物亦不過敏，我一直奇怪此病何以來勢極猛，去勢也速，僅留下鼻子喉頭過敏，略加清理便奏全功，一直想不出理由來。

　　迨至一年後追思其事，恍然大悟，此女本有過敏症，故皮膚、鼻子、咽喉均過敏，當此之時，若將過敏治愈，則自然而然不會過敏，一般認為過敏之條件在於免疫體，要增加免疫體自然沒有辦法，因你出的前題太難，當然無法解答；若將免疫性過敏，分體而言，其過敏素之發生，各個器官不同，若要全體一概論之則無法一舉而將之擊滅，若步步為營，相機協調，則過敏免疫未必全不可治，此病即為一例。自此以後，我對西醫之過敏學說，任君鐵證如山，言之鑿鑿，總不太相信，蓋勝如當年牛頓、伽利略之力學絕對論，雖然大致與物理現象相符，有小部分在電磁學方面與事實不符，醫學亦然，就過敏治過敏，成績不良，可知當有不少缺失，其方法（methodology）不外實驗，若先有新觀念，再加實驗，恐怕比硬做實驗要更為高明。所謂新觀念，一如愛因斯坦般，以光為條件，發明相對論使物理長足進步。我們可否將過敏二字，不須死做實驗，先將之折開來，逐一檢視，知何種條件相併成何種過敏，也許有一天可使醫學進步大放光明。

　　過敏免疫之原體厥為蛋白質，蛋白質又各個不相同，與其在蛋白質上下功夫，不如往蛋白質何以變成如此之環境條件上下功夫，賢明多矣。惜乎現

在風氣講究的是碩士、博士，外國留學，若無此資格，言之雖真，不會有人理你，人微而言輕，嗚呼！夫復何言。其實有碩士、博士頭銜，固然很好，但亦未必個個都是英才，真正下苦功有所成者，因無此頭銜，乃視之如芻狗，亦太過分矣。國人之聰明才智未必比外國差，但是不到外國就非歸國學人，不拿碩士、博士，就不足論大道。試問張仲景、吳鞠通是什麼博士、碩士，他在哪一國留學，拿什麼文憑，若以現在眼光來看，不過是密醫而已，應抓去坐牢。

案例 48

台中

　　劉先生年已 70 多歲於 11 月 9 日前來初診由家人背負進來，痛得大呼大叫，他發病至今已有十年了，全身關節痛，發生之初是後左腿先發，然後向上蔓延，手指已經扭曲僵硬，十年以內歷盡無數醫院醫生治療無效。

　　痛得如此厲害，第一要先求痛處究係何在？至少現在如此劇痛，必須立刻找出即時的原因，以當急救，亦即可以立刻除去痛苦，至於來龍去脈究竟如何發病，以後再說，仔細觀察，每個關節俱腫，所以劇痛，急則治其標，其實何嘗一定治標，當然可以標本兼治，不過標略勝於本而已，要一方見效，其病來勢洶洶，如果一方不能見效，恐怕人不置信矣！唯其如此，藥味不得不多。

　　桑白皮四錢　大腹皮三錢　北五加皮五錢　砂仁炒熟地各四錢
　　丹皮四錢　當歸尾三錢　原白芍四錢　川芎三錢　黨參鬚各三錢
　　帶皮苓四錢　陳皮三錢　細辛三錢　甘枸杞四錢　荔枝根三錢
　　白茄根二錢　黃耆一錢半　肉桂八分　桂附八味丸五錢　炙麻黃一錢　熟附塊四錢　蟹殼粉五錢

此方之重要，在於消腫兼顧結締組織之營養，而在如此複雜之情況下恐不能奏功，囑服七劑，二、三劑絕無法奏效也。

　　迨至 12 月 30 日複診，關節腫已消退，以 X 光來看，心臟肥大，年事過高，心臟之肥大是必然之現象，但在此病之重大壓力下，要求其全功而退，不涉及心臟頗為不易。

　　關節之腫雖然消退，但仍感痛，唯不如初來時之劇烈而已，仍不能走動，由人背負而來，其年齡如此大，必然是與脫鈣有關，且大便稀爛，時令寒冬，雖然台灣是亞熱帶，冷起來也相當可以，先興奮代謝，再加鎮靜神經，間或有效，既要雙管齊下，藥方無法簡單。

> 川草烏各三錢半（先煎一小時）　八百光三錢　砂仁三錢　熟地五錢　木防己一兩　陳夏各二錢半　威靈仙五錢　龍膽草二錢半　二活各二錢　蒼白朮各四錢　竹茹三錢　桂心八分　黃芩二錢半　川芎二錢半　生山藥五錢　膽星一錢　連翹二錢半　參鬚三錢　熟附塊三錢　吳茱萸一錢　乾薑一錢

囑服六劑再來，若前方有效，此方應更有效，蓋病不轉動，順病而移也。

　12月28日來三診，時天氣奇寒，其腳跟抽痛，而對結締組織之修補，時已至矣，須當機立斷。

> 炙麻黃八分　當歸二錢　海蛤粉三錢　紫河車一錢　桑白皮五錢　桑寄生五錢　桃仁紅花各三錢　白茄根三錢　荔枝根二錢半　松節三錢　紫丹參四錢　焦六曲炭二錢半　威靈仙二錢半　木瓜三錢　楮實三錢　山茱肉二錢半　茯苓四錢　粉丹皮二錢　澤瀉四錢　砂仁炒熟地各四錢　細辛一錢半　生山藥五錢　仙方活命飲料一兩

此病可能是類風濕關節炎（rheumatoid arthritis）用藥繁多如此不得已也，此病實在難治，不下煞手無法改善以治愈矣，囑服五劑。

　1月7日來三診，痛大為改善，病人自己已能兩腿翹起，神情輕鬆，唯坐骨略痠，頭部及髖關節略有喀喀響聲，手腳仍略感痠麻而已，年齡老大，關節腔中之軟骨部分本已漸漸脫水，失去彈性，一般老人骨關節本已不佳，復加如此重病，那還了得，現在已至最後決戰時期，必須全力治療，或可改進一段時期。

> 巴戟天三錢　伸筋草三錢　川杜仲三錢　仙方活命飲四錢　知母五錢　細辛二錢半　鹿角霜膏四錢　砂仁三錢　熟地三錢　赤白芍各五錢　桂枝一錢　桂心八分　炙麻黃一錢　桑白皮五錢　紫河車一錢半　威靈仙三錢　荔枝根三錢　蟹殼粉三錢　當歸尾四錢　熟附塊三錢　參三七一錢　白芥子八分　北五加皮四錢　川續斷三錢　甘枸杞四錢　穿山甲四錢　粉茸五分

囑服五劑，以作調理善後，其實此病雖已十愈七八，真正最後之收功，則不得不歸功於天氣，已由冬轉春，由寒轉暖也，否則恐怕尚要多費一番周折，不能如此輕鬆愉快也。

　　此老愈後曾介紹不少病人，此病是在台中招待所看的，站在前後抄方的同學不少，亦頗為欣喜。

　　夫藥味多條件有三種，一種是備多力分，著力不夠；第二種是藥力互相牽制，反為不美；第三種是東風齊著力，有很相乘相加之巨大效果，其標準實在不在藥方的開列，乃在病理變化之分析。

案例 49

　　劉先生年齡 76 歲，四個月以前曾患中風，但並無昏迷情形，最近因生氣以後人暈倒不省人事，大約有二小時，亦不曾送醫院，現今毫無力氣、氣喘、兩腿寒冷如冰、講話口齒不清，以前多喝酒，如今舌紫色而龜裂，血壓不高，本病重點在於血壓不高，則以前的中風，不過是腦栓塞而已，如今種種症象均為腦栓塞的後遺症用藥不難。

　　藁本三錢　銀花五錢　焦白朮三錢　柴胡三錢　茯苓四錢　地龍三錢　黃耆各五錢　桃紅花各三錢　丹皮四錢　原白芍四錢　熟附塊三錢　牛七三錢　桂枝一錢

囑服三至五劑，初診為 11 月 13 日。

　　11 月 20 日二診，膝下已不再涼冷如冰，唯舌苔大紅，早起有濃痰奇臭，於是再問他有無常常感冒、咳嗽，答云有並且有痰中夾血的喀血病歷，則立刻可知此患者副鼻竇炎，更且有肺氣腫、氣管之擴張，既然如此當先就肺部患疾治療兼顧中風善後，假如倒過來治療則必然較為費事可不言而喻：

　　高麗參鬚四錢　全蠍一錢　鉤藤三錢　川芎三錢　九層塔根五錢　陳夏各三錢　魚腥草三錢　麥冬四錢　乾薑錢半　白芥子錢半　蒼朮四錢　冬瓜子六錢　麻黃一錢　茯苓二錢　蛤蚧一對研末分六次吞　（服三劑）

　　11 月 27 日三診，固然不出所料氣喘略平靜，力氣即有，乃知此非中風之無力，實喘咳缺氧的無力，前者只占 30%，後者至少占 70%，早晨仍有喘及痰，乃轉為全部針對肺之喘而用藥。

　　陳夏各三錢　黨參鬚各四錢　桔梗三錢　紫苑三錢　款冬三錢　川貝母錢半　麻黃一錢　白芥子一錢　杏仁百部各四錢　魚腥草六錢　北五味子八分　辛夷五錢　生薏仁六錢　松脂八分（分三次吞）　蔥白五個　生薑三片

囑服三劑。

12月4日來診,情況大佳,僅右手略為麻木而已,其他一切正常,非但說話清楚行動也改善不少。

  活絡丹二錢　紅花一錢　麻黃二錢　八百光四錢　桃仁三錢　當歸尾五錢　紫丹參四錢　百部五錢　桑白皮六錢　魚腥草六錢　蒼朮四錢　茯苓四錢　桔梗二錢　藁本四錢

囑服三劑即便全愈,此病之奇特在於外表似中風後遺症,實則乃肺中 $O_2\downarrow$ 代謝不良。由於肺氣腫支氣管擴張而致喘咳,如重心在心肺,也可將 CVA 後遺症調節妥當,故為之記。蓋中國醫藥之使用初並不限制於特定區域也。

案例 50

台中

張先生年 57 歲，是退伍軍人，以前作戰艱苦睡地壕為常見不鮮的，乃致老來雙足麻痺而無力、高血壓、身體瘦，以前更喜歡喝酒，所以一到天氣轉冷，兩腳便絕對冰涼，毫無熱氣，求治多年，未見好轉，初診為 12 月 1 日。

據其所敘述可知為代謝病而非風濕病，兩者關係之偏差，不但是在症候群上不同，更為不同的有力證據乃是在於心理情況以及日常的生活、身體形態的不同而不同，年齡漸老而雙足呈麻痺無力仍能走來看病，可知病得並不厲害，老而肢體發麻尤其是雙足，距心臟遠端，血流到達較其他處為弱，血管因血壓高而傾向硬化趨勢，年輕時又常常飲酒，末梢血管的不良顯然可見，若從風濕治必不能奏全功。病雖不嚴重，但也相當難纏故不能立刻全愈者，用藥方面有偏見也。

　　熟附塊三錢　　乾薑錢半　　吳茱萸錢半　　桃仁二錢　　杜紅花二錢
　　伸筋草八錢　　當歸二錢　　丹皮四錢　　木瓜四錢　　蒼朮黃柏各三錢
　　巴戟天四錢　　松節三錢　　威靈仙三錢　　川杜仲四錢　　桂枝心各一錢　　雞血藤五錢

囑服三劑。

12 月 8 日來複診，一切好轉，他年輕時是軍人故行動力較一般人為大，勸其多多作運動，心理方面實在不應該認為自己已經年齡老大。57 歲，正當盛年，算不了什麼，用前方加虎潛丸四錢，再服五劑，於是全部恢復，不須再用藥。注意平時生活，最最重要者還是飲食及心理因素也。

此病本來治愈不難，因當風濕醫，就生了偏差現象，越醫越離譜，但不會發生很多反效果，原因是中醫的一般風濕藥，都會有興奮代謝作用，因為沒有專門注意此病的細則，所以治了感覺好些，等二天又發，再治又好些，似乎斷斷續續，一直好不了，其實不難，難在識別，乃為之誌記於此。

案例 51

台中

　　我在此本書內所記述之病，都是遍歷各醫，遍治均不效的病，但我不敢強調，以免別人笑我，自我標榜丑表功之嫌，其實我絕非自我吹噓，不過是實事求是地在敘述而已，如我寫此病已歷二年、三年或竟有十年以上的，在此階段中，病人都思病能速愈，無不急切求醫的，醫之而不愈，於是東醫西醫遍嚐苦藥，有的金錢花去依然故我，有的反而越治越糟，如此案例即是明證。

　　黃女士年 54 歲曾患胃出血三次，每晚必嘔酸水，極畏寒，手足冰冷，目眶痠痛，目眥淚水多，頭暈，前胸痛，大便不暢，喉有痰哽住更且乾咳不停，牙齦痠痛，心悸，一進鹹食胃即不舒適，面色蒼白，自 45 歲即開始有是疾治之近十年而不愈，故特地由鹿港趕來台中求治。

　　病的症狀，如此複雜，雖是胃腸道疾病若單從消化道治必然無效，當用藥整體調節，方雖稍嫌複雜而繁，總應以治病為第一要務也：

　　　川芎二錢半　藁本二錢　防風三錢　蔓荊子一兩　甘草一錢　吳茱萸錢半　川連一錢　蒼朮四錢　黃柏三錢　桂枝心各八分　原白芍四錢　龍眼肉四錢　五味子三錢　參鬚四錢　丹參二錢　麥冬二錢　仙鶴草五錢　當歸三錢　黃耆一錢　枸杞四錢　桂附八味丸四錢　蔥白五支　生薑錢半　赤砂糖一匙

囑服五劑。

　　11 月 30 日二診，嘔酸改善，其他症狀均改輕，眼膜仍乾，流目油，感冒想吐，頸項痠痛，頭暈手足冷，且直冒冷汗，大便不暢，口淡，腹脹氣體多。

　　　羌獨活各錢半　細辛二錢　白芷二錢　菊花三錢　川連一錢　仙鶴草四錢　炒草決明三錢　川芎三錢　藁本三錢　防風三錢　橘皮二錢　桂心八分　丹皮三錢　五苓散四錢　青葙子四錢　木賊草二錢半　腎氣丸四錢　蔥白五個　午時茶二塊　赤砂糖一匙

12月7日三診又吐酸水，頭出汗，近日又感冒眼痠脹痛，前胸痛，乾咳，痰白黏，大便時硬時軟，躺下則胸痛。

前方用之雖有小效，總不能明確改善，脈舌不見任何異狀，當從病情方面推斷證據，因久病之故一切機能呈委靡不振狀態，當用興奮之劑庶幾有效。

麻桂各八分　失笑散三錢　熟附塊錢半　乾薑一錢　吳茱萸二錢　蒼朮四錢　厚朴一錢　黃柏三錢　檳榔一錢　大腹皮三錢　柴胡黃芩各二錢　細辛川芎各二錢　川楝肉二錢半　延胡索一兩

囑服三劑。

12月14日四診，嘔酸水有減少，症狀如前，鼻子及胃之改善不理想，大便不暢，因思諸藥均效果平平，是不可能，但事實如此，百思不得解，因囑其明晨前來處方，暫時請返，但她是從鹿港趕來的，若要明晨再來，豈不非常麻煩，我提議她在台中有無親友，不如在親友家寄宿一宵明晨前來取方，在我走以前，我會將方交與某同學，逕向其取即可。她即依我言，在台中她兄弟家借宿一宵，於所有的病家都已診畢，我便開始思考，此病之重點在胃腸，其他均可視為副症，蓋因久病，乃致處處敏感，動輒得咎，雖多方面用藥，無顯著之進步者，當非用藥之不當，因我行醫時間已相當長，所治的患者亦不算少，如此用藥，殆不可能無效，今效果雖有僅小效而已，此老太已看遍了台中、台北各地的醫生，奈何竟全無效，其病症雖然複雜，病理卻頗單純，胃腸患疾嚴格地來講不過胃至十二指腸一段而已，唯其如此所以病者極為痛苦，雖極為痛苦，十年之間病情之進展，非屬越變越重，乃是越變越複雜而竟迷離撲朔，無法確定，若使用藥不對症可以全然無效，若是用藥有錯誤可以變症百出，但均無此等情形，乃知用藥無誤，診斷無誤，一切無誤，何以效果不明顯，此必在用藥的方式上有問題，胃是最敏感的器官，稍有小病，症狀明顯一如加拿大之病理學家 Boyd 之言 "The little dog bark loud" 越小之狗叫聲越大者即胃是也，若用湯液則為液體在胃至十二指腸處停留時間少，而液體可以流動，藥之味道無論如何不會是好飲之飲料，硬著頭皮，一飲而盡，此實乃千萬不得已之事，大量味劣之流質，一傾隨口而喉，大量灌入，

胃因之收縮,若收縮過猛,則十二指腸承受不及,必致上冒而嘔吐,或者心理也對藥味不良有排斥作用,在未飲之前已見而要嘔矣,此患者服用已經習慣,當然上述種種問題,不會在她意志上有如此成見,但藥物如用湯劑留胃之時間短,乃致效力差無可疑義。

　　復次更就其病情而講,她已久病,胃呈呆滯而擴大現象仍有上述種種症狀,胃之不良是表面文章,真正癥結所在乃胃壁之黏膜,若使藥能停留於胃久更能使其吸附於黏膜,使之受保護及治療,則此病並不難治,欲達到此種目的,必須將湯劑改為粉劑,長期服用必然有效。

　　　　黃耆五錢　當歸五錢　枳殼三錢　炒草決明六錢　吳茱萸四錢
　　　　桂心二錢　川連二錢半　炙雞內金四錢　蒼朮四錢　廣玉金五錢
　　　　龍膽草一錢　厚朴五錢　失笑散五錢　佛手柑五錢　土川貝母各
　　　　五錢　製香附五錢　乳沒藥各四錢　蔥白汁五兩　烏貝散六錢
　　　　柴胡黃芩各五錢　六一散六錢　升麻四錢　紫丹參五錢　蟹殼八
　　　　錢　靈芝一兩　藿蘇葉汁各二兩

作粉劑日服三次每次一錢七分。

　　盡一料藥之後一切全愈,其病若失,乃大為感激介紹病人眾多,自鹿港、台中途中,絡繹不絕。

1984 年

案例 52

　　李先生係高醫學院醫事檢驗員年 43 歲，人本瘦削，臉色帶青黃，胃口進食都不佳，最近因有感冒經打點滴後，白晝昏迷，晚則自言自語如見鬼魅，家人大驚，特地由高雄雇專車前來台北求治，時為 11 月 25 日初診。

　　脈沉遲而有力，神志不清，彼等家人以前均由我診治，故不再遲疑，直即北上，就診於我，經打點滴後則腦底有浮腫，何以別人不致如此而李先生會如此？原因為其人本身的前置條件與體質均差，面色青黃並非貧血實乃血紅素製造某種酵素有問題，此種酵素雖不一定要知其名為何，或係何某酵素都不重要，因為即使全部知道，全部變化都知道亦無法治此病，一如解方程式般，當從另一端著手，以求解答。一般面色黧黑的人（當然是指非天生色素皮膚黑的人）都是神經緊張型的人，神經緊張之外復加電解質經常不良，因而影響荷爾蒙乃至面目黧黑之外復雜以污黃色，看起來，全無活潑之氣象，其人之脈當洪而浮，因 ANS 長期處緊張狀態而影響胃腸，乃至胃腸不良、消化不良，從此點而反饋呈惡性循環，其血小板與一般正常雖無不同，實則略為相異，即易破裂而釋出 serotonin，紅血球亦復如此，此種特別怕冷，是臨床上常見的現象，今李君之脈本應浮洪而反見沉實者，實係注下水分多而靜脈血管床負擔增加所致，serotonin 及 histamine 本因感冒而發出，復因點滴而大為逸出，血管壁雖非直接影響，卻易受間接影響者非別，乃滲透壓必較一般為高，則由血管中透入組織，因感冒而心跳，代謝速，則挾其勢而之行入腦，更雜以代謝廢料 metabolite 之產物，影響腦神經甚巨，乃致有如此症狀，當先去水，使之鎮靜，則鬼魅怪影，自然消滅，此乃幻象，又何足懼。

　　黃連五分　肉桂五分　白芥子一錢　生山藥六錢　赤白芍二錢半
　　陳皮三錢　半夏三錢半　焦白朮四錢　五苓散四錢　吳茱萸錢半

　　　　參鬚五錢　帶皮苓四錢　甘枸杞四錢　麥冬三錢　熟附塊錢半
　　　　乾薑一錢

囑服五帖，服後情況立刻改善，並發熱亦一併解除，即返回高雄，餘無他。

　　　迨至 12 月 5 日又患感冒，鑑於上次前車之鑑直接北上延治，不願再多費周章：

　　　　魚腥草五錢　焦白朮五錢　麻桂錢半　五苓散二錢　川貝母一錢
　　　　帶皮苓五錢　蔥白五支　赤砂糖一匙　麥冬三錢　乾薑一錢　北
　　　　五味子一錢　炒百部四錢

囑先服二劑，感冒除，又鑑於易生感冒，理由已見上述，當思澈底解決之。

　　　　仙鶴草六錢　原白芍三錢　黨參鬚各四錢　甘草二錢半　蒼朮三
　　　　錢　白芥子一錢八分　附子一錢　吳茱萸一錢　乾薑八分

囑服四劑，一切解除，此次又鑑於常常感冒，必須使之抗力增加，方能避免感冒的威脅，12 月 16 日四診：

　　　　黃耆當歸各二錢　北沙參三錢　麻桂各三錢　麥冬三錢半　荊防
　　　　各三錢半　黨參鬚各三錢　桑白皮五錢　川貝二錢　高良薑一錢
　　　　炒百部四錢　陳夏各四錢　西洋參三錢半　桂枝一錢　茯苓四錢
　　　　杏仁三錢　白芥子三錢　蔥白七枝　生薑三片　紅棗三枚

囑連服五劑，以後每星期服二、三劑最多二個月後便能一切健康，感冒不侵矣，證之果然。

案例 53

台中

　　黃小弟 5 歲於 3 月 6 日前來初診，患氣喘已有二年，痰極多且帶泡沫，在氣候變化時發作次數更多，程度也更厲害，平時發作多在傍晚，有時便秘。氣喘按例算不得特殊之病例，但此患者的氣喘雖說與氣候變化有關，卻與一般氣喘不同，大部分氣喘都在天冷時或在感冒時發作，此則一年四季常發，非但在感冒時發作，有時在心理狀況下，也可能發作，例如此兒要某些玩具而父母不給他，就可以發作，而且舌苔破碎，口唇均可破裂。

　　既有病理的又有心理的條件，兩者混雜在一起無法分辨，用藥自然也要經多方面應付。

　　生炙麻黃各錢半　杏仁二錢　生石膏二錢　甘草錢半　炙紫苑三錢　炙款冬三錢　西冬瓜子各八錢　三黃丸二錢半　桔梗錢半　海蛤粉四錢　炒大茴八分　八百光三錢　乾薑八分　北五味子一錢　炒百部五錢　石菖蒲三錢半　黃耆各錢半

囑服三劑，情況良好可服五劑。

　　於 3 月 13 日二診近一週完全沒有發作，根據其母之敘述，此兒每二、三天必然發作一次，不拘或輕或重，既然一星期不發已經算不錯了，舌已不再破碎，但臉色仍蒼白，乃為之處調理方，資長期服用以保健康：

　　蛤蚧二對　五味子汁二兩　熟附塊汁二兩　蔥白汁二兩　生山藥八錢　山茱肉六錢　茯苓一兩　石菖蒲錢半　粉丹皮一兩　熟地二兩　澤瀉八錢　生石膏五錢　炙麻黃七錢　桂枝五錢　桂心三錢　杏仁四錢　黃耆當歸各八錢　炙款冬六錢　炙紫苑一兩　乾薑四錢　銀杏十二枚　海蛤粉五錢　甜葶藶八錢

蜜丸日服三次每次十二粒飯後，更告誡如有感冒可能再發，因為是長期方藥力不夠，須要另作治療，其他如氣候好轉，漸漸長服當可治愈。

案例 54

　　邱小弟 13 歲由中壢來台北診治，在 1983 年 11 月 13 日左右，連續感冒，有鼻涕、鼻塞、咳嗽，以後斷斷續續，就一直未曾真正全愈，迨至 1984 年 3 月左右，雙手手指變黑，喉頭發音沙啞，面色灰暗，精神不振，經人介紹於同年 4 月 6 日到台北求治，此病一經纏綿數月，情況不良，候其脈急速非常，舌質紅絳，中央多有裂紋，凡是如此舌色，必然病已相當時日，而影響及肝膽，故此病非一二診可愈

　　　黃耆二錢　焦白朮二錢　陳皮二錢　當歸二錢　柴胡二錢　甘草錢半　黨參鬚各三錢　升麻二錢　細辛二錢　麻黃八分　川芎錢半　八百光二錢　川貝母一錢　蒼耳子四錢　辛夷五錢　二劑

　4 月 12 日二診有鼻涕，咳減少，指甲由黑變成灰白再調方：

　　　麻桂八分　桔梗錢半　甘草錢半　胖大海三錢　玉蝴蝶三錢半　鮮元荾八錢　石上柏四錢　桑白皮三錢　黃耆各二錢半　木防己一兩　血茸二分　六味地黃丸四錢　藁本二錢半　前柴胡各二錢半　二劑

　4 月 22 日一切正常但手指黑，喉嚨沙啞依然乃用（三診）：

　　　粉丹皮四錢　桃紅花各二錢半　當歸五錢　麻桂各一錢　益母草四錢　川芎三錢　黃耆二錢　肉桂八分　黨參鬚各三錢　八百光四錢　砂仁炒熟地三錢　地鱉蟲錢半　白芷三錢　陳皮四錢　三劑

　　此病拖時久是一問題，手指變黑又是另外一個問題，此問題與喉嚨沙啞雖無直接關係，卻有間接關係，在病理生理上論之可能風馬牛不相關連，但在生化治療方面應該有關，上方雖帶及總嫌出力不夠，俟後再說。

　　4 月 29 日手指黑退去很多，喉嚨也較響亮，但精神總覺不夠，在學校讀書上午尚可下午即感不支（四診）。

當歸五錢　赤芍二錢　熟地四錢　川芎三錢　益母草六錢　肉桂八分　黃耆四錢　地鱉蟲錢半　麥冬四錢　蔥白六個　六味地黃丸四錢　三劑

5月6日手指黑色好很多，下午有時仍感不支（五診）。

鹿角膠二錢半　肉桂八錢　熟地四錢　麻黃一錢　白芥子一錢　地鱉蟲錢半　益母草五錢　黃耆各五錢　八百光四錢　蔥白七個　陳皮四錢

6月15日完全康復，上、下午精神飽滿喉嚨不再沙啞，手指黑色全部退祛即以第五診之方加：

天麥冬各三錢　甘枸杞四錢　柴胡二錢　川芎二錢半

作善後而全部治愈（六診）。

案例 55

　　林先生 36 歲於 3 月 7 日前來初診，面色灰敗，呈灰褐色，神不守舍，六年以前即已開始，情緒非常低落，辦事做生意對自己毫無信心，無力氣更具無力感，每夜多夢，神魂顛倒，不想外出，不想見人，以前曾有喝酒習慣，常常大量喝酒，人極怕冷，意志力薄弱之餘，記憶力越來越差，有時候情緒冷落，有時候煩躁不安，近五、六個月來，情況越呈惡劣，看過很多醫師及醫院，認為精神病，除用情緒抑止藥之外，則無他法，有的認為是 schizophrenia，有人認為是 mania，總之是精神病，診斷病名不一沒有多大出入，如何能巧妙用藥，使之改善為最重要，一般情緒不穩定都由於腦中各種 autacoid 並即 amine 類起變化而致之。腦不過是具體表現之終極感應器官而已，要著手治療，當從諸 amine 在腦中之變化為準，西藥無此種治療法，但是說理在高深的精神科醫籍中，言之甚詳，如何能使之反應在中藥上為我所用，為第一要務。

　　　　龍膽草二錢半　竹茹四錢　龍眼肉四錢　北五味子二錢半　五苓散四錢　陳夏各三錢　黃芩二錢　當歸三錢　蒼朮四錢　石菖蒲三錢　胡桃肉六錢　八百光三錢　硃茯神三錢　熟附塊三錢　吳茱萸一錢　乾薑八分

囑服三、四劑。

　　3 月 21 日二診臉色略為改善，黑色漸漸退卻，囑其不需要服用西藥，因晚上睡眠略佳，夢已少多矣，但是神思消沉，仍悶悶不樂，其妻已認為毫無希望，陪他前來，不禁暗自飲泣，我看在眼裡非常感慨，因思所以意志消沉者，乃大腦之活動力不夠，西藥之抑止作用，果然有關，其本身腦活動亦不無有關係，必須促進大腦活力。

　　　　黃耆四錢　蒼朮三錢　五味子三錢　參鬚八錢　三黃丸四錢　麥冬五錢　紫河車二錢　佩蘭葉八錢　菊花四錢　雞子黃二枚　藿香錢半　實脾飲料八錢　藿香正氣散五錢　升麻錢半　砂仁二錢

服三至五劑。

　　3月28日三診，心悸口苦怕冷，此乃水分不能調整，內分泌影響很大，情緒惡劣略為改善，上一方，不過約略試試而已，神經由上藥略呈興奮現象，又發現心悸、口苦、怕冷等等過度興奮徵兆，乃大舉用藥興奮兼事調節一併同用。

　　　乾薑一錢　熟附塊三錢　赤白芍各六錢　生薑皮五錢　蒼朮四錢
　　　茯苓四錢　細辛三錢　炙麻黃一錢　桑白皮一兩　大腹皮五錢
　　　陳皮八錢　六一散三錢　知柏地黃丸四錢　藿香正氣散二錢半
　　　紫河車二錢　草果三錢　木瓜三錢　配用甘草片（brown mixture）

　　4月11日四診臉色舌苔都進一步改善，心悸偶然有之，口苦、耳鳴、眼睛疲勞，按理前方應該相當有效，乃今效果不如想像之好，很生疑竇，假設不能間接作一般性的神經調節，只能作局部調節，因局部而影響整體之案例並不少見，腸胃道關係肝膽之代謝更與自律神經具莫大的關係，腸胃道之自律神經與腦中之下視丘，自律神經中樞又是息息相關。其傳遞的方式，極為繁複，並非為單一性的傳遞，如一味循之找傳遞的方式，西醫書籍述之甚詳，必然所謂流散無窮，結果連我自己也開始迷茫，如何能為別人治病，此非良策要想他法，amine 中有稱為 substance P 者在腸胃道、脊髓、大腦在在都有，是否有連帶作用關係，今則尚未得到確切的證明，然而在讀《傷寒論》時，隨處都可以找到相關連的症狀，由東漢張仲景以來，歷經千年，屢試不爽，再處方以調節其腸胃道及自律神經為主。

　　　參鬚三錢　甘枸杞四錢　麥冬二錢　木防己五錢　六一散四錢
　　　吳茱萸一錢　東良若八分　五味子三錢　紫河車二錢　麻黃八分
　　　龍膽草錢半　川連八分　佩蘭葉一兩　甘露消毒丹二錢半　蔥白七個

囑服五劑。

4月18日五診，面色黑已全部退除、心悸、口苦、耳鳴也全部消除，人較以前爽慧得多，大便正常，病人自稱已經接近康復了，但脈沉而遲，一天之中有一、二次情緒會仍然低潮，大多數在晚飯黃昏之際，再處方：

　　　熟附塊三錢　　乾薑一錢　　原白芍三錢　　帶皮苓四錢　　焦白朮四錢
　　　天麥冬各三錢　高麗參三錢　北五味子二錢半　知母二錢半　葛
　　　根四錢　　澤瀉五錢　　黃耆各三錢　　牛黃清心丸八分

囑連服五方嗣後不需再來看，可將此藥方每週服三次，俟一個月後，每週由三次改成二次，除服藥外應該外出旅遊，遠則日本、東南亞、美國，近則環島旅行亦未始不可。

　　時至6月初旬，學校學期將結束，期終考試在即，在末了一個星期授課完畢，他又前來因感冒而請我處方，因問他近況如何，他說一切都已恢復，不再有心理負擔，酒早已戒除，如今連香菸也戒了，人較以前胖多了，心神愉快。我聽了之後如釋重負，隨手開了一張川芎茶調散配香蘇飲，即便匆匆告辭，年復一年，學期又將結束了，老冉冉之將至兮抑年歲之不吾歟，屈原離騷之長吟在我耳中迴旋不已，平添白髮，思考、讀書、治病為我的第二生命，如果捨之，我真不知道如何活下去。

案例 56

台中

　　楊太太懷孕幾次均流產，今又懷孕，深恐再流產，欲保住胎兒乃於 3 月 21 日來診，人頗神經質，胃腸道過敏，常常致腹瀉，所以懷孕而流產是子宮內膜差已成習慣性流產，腸胃道之過敏常使腸胃道之動量不正常，有時候發生局部性之變化於是動量升高，流量變化者包括腸子內容物及腹腔血液均不正常，當予以調節。

　　黨參三錢　黃耆二錢　焦白朮三錢半　原白芍四錢　佛手柑二錢　炒子芩三錢　柴胡錢半　香附四錢　陳皮二錢　川芎二錢半　炙甘草一錢　甘松二錢半　杜仲二錢半　二活各一錢　生山藥四錢　粉丹皮四錢　參苓白朮散五錢　大棗七枚　（三劑）

4 月 4 日二診胃口差，常要嘔吐。

　　原方加六一散錢半　清半夏一錢　川連八分

4 月 11 日三診，暈改善，仍欲嘔吐。

　　加平胃散二錢，囑每星期服一劑至懷孕六個月後停止，嗣後順利產一子，母子均安。

　　此病的關鍵，在於腸子過敏，影響腹腔及骨盆腔之血流循環，更由於神經質之對自律神經影響使之不平衡，又因流產過二、三次，自身生恐懼感，神經的緊張，血流的回饋，均致變化不期而然影響骨盆腔的子宮，於是流產頻頻如能加以鎮靜，身體本身可以自然調節，正可不必如臨大敵，大費周章也，否則病人已經緊張，醫生再加以惶惑深怕保不住胎兒大用其安胎藥，亦未必一定可收效宏偉也。

臨證特殊案件之經過及治驗

案例 57

台中

　　陳女士於 5 月 16 日初診，年齡 44 歲，於二年前舌頭兩邊開始潰爛，久治不愈，其潰爛漫延至頷下，喉頭到處紅腫潰爛，不能說話，僅靠流體食物維持飲食，因牙齒亦痠痛，不能咀嚼，更劣者前面門牙及牙床骨槽潰爛穿透膿水不斷，經台中某省立醫院斷為癌症，須全部切治，如此一來，恐怕即欲維持生命亦難矣，蓋咽喉重地，擅施刀圭，自屬不得以之事，若將大半組織割除，除死之外則無他途，故醫院經再三考慮，亦認為開刀不可能，僅用保守療法而已如此效果自屬不理想，中藥之力在此處發揮，較為宏偉：

　　　　仙鶴草八錢　白毛藤根六錢　左牡蠣三錢　咸豐草三錢　魚腥草四錢　敗醬草根五錢　當歸尾三錢　甘枸杞四錢　八百光四錢　生山藥四錢　土貝母八錢　（另六神丸珠黃散三分　吹喉）　三劑

於 5 月 23 日再診，下巴傷口改善，牙齦仍痛，難於入眠，頭亦劇痛。

　　　　川貝母一錢　牛黃解毒片一錢　仙鶴草一兩　魚腥草五錢　咸豐草五錢　土貝母一兩　土茯苓一兩　左牡蠣三錢　乳沒藥各錢半　穿山甲三錢　八百光四錢　天花粉三錢　金線蓮二錢　蚤休五錢　當歸尾五錢　另雲南白藥一瓶分十次，早晚各一次　下巴、下齦塗蜂王漿

5 月 30 日三診，牙齦仍紅痛，牽引至顳部痛，大便尚可。

　　　　金線蓮二錢　乳沒藥各三錢　穿山甲三錢　生炒薏仁五錢　八百光四錢　上清丸一錢　仙鶴草一兩　天麥冬各四錢　八月札五錢　黃耆各三錢　蚤休六錢　藁本三錢　菊花四錢　另金銀花四兩　蜈蚣十條　煎濃汁對藥汁三分之一沖服盡　五至七劑

如此峻厲之方似不能止痛，非不能也，是藥力未能夠及，中藥多具積貯能力，但是要速則不達，雖不見明顯之效，可能尚有其他原因不知而已，茲再開上方，收前後貫徹之效，我想一定可以庶幾。

6月7日四診情況改善不少，已經能講話，痛亦止，睡眠差，雖然改善，其潰爛要一時收口，恐怕無法立效，只能緩圖漸漸收口之，痛之止仍是暫時性，不可樂觀。

　　二活各三錢　細辛三錢　白芷三錢　川芎三錢　荊防各三錢　甘草二錢　黃芩一錢　麥冬三錢　蒼朮四錢　蔓荊子四錢　當歸三錢　菊花四錢　羚羊尖二分　當歸龍薈丸二分　珠黃散二分分三次沖服　土川貝母各二錢

先服三劑後與前方交替服用。

此病嗣後即無消息，亦無法追蹤，到底是何種病是癌，是古稱癭瘤還是中醫外科的骨槽風，因無法追得結果，殊為可惜。

案例 58

　　金君是韓國人，韓國素有中醫大學，他們稱之為東方醫學大學，金君於韓國醫科大學畢業後來台灣，彼此作學術交流，其為人也好學不倦，交友誠篤。他的夫人是在韓國大學專攻讀漢文系畢業，伉儷兩位雙雙來台，作學術研究，其樂也融融。

　　於 5 月 25 日將值暑假季節，我在課餘之暇，應病患之請，在招待所為人治病者甚多，跟在後面抄方的學生又多，房間又小，擠得烏煙瘴氣。金先生陪其母親李女士前來治病，老太太年近 60 幾歲，渾身關節瘦而僵硬，手指僵直，類風濕檢查 rheumatoid factor（+），右乳及右腎已經動手術割除，在 X 光上脊椎 collapse，血壓極高，肩頸僵痛。全身之痛在痛極之時，幾乎不能忍耐，如此忍受痛苦，已有多年，求醫總是不愈，於今趁來台望子之便，乃來診視。

　　病的情況痛如蟲噬，很像中醫所謂歷節白虎痛。這是中醫名詞，中國醫學在名詞方面的意義含糊，歷節白虎之名詞出自《金匱要略》方不大管用，不如用現代眼光來看較為坐實。Rheumatoid arthritis 與一般風溼病不同，前者較後者要厲害得多，這是膠原病（collagen disease）結締組織病。女性由於內分泌之變化複雜，常常有先天因子在內，但不一定發此病，常由後天因素觸發。Collagen disease 如紅斑性狼瘡、鞏皮病症、皮肌炎一樣都是免疫性組織病，若用歷節白虎痛方，必然痛上加痛。若連病都不認識，想處方就難了。

　　病況如此複雜，且已拖延良久，病人在台的時間又不多，探望兒子之後，即將返韓國，在如此情況下，頗為躊躇，乃處方：

　　生山藥一兩　甘枸杞五錢　地龍末二錢　紅花二錢　透骨草六錢　蛇粉四錢　歸尾四錢　川杜仲三錢　赤白芍各四錢　荔枝根三錢　威靈仙三錢　路路通三錢　桃仁三錢半　乳沒藥各一錢半　六味丸七錢　龍膽草二錢　竹茹三錢　黃芩二錢　焦穀芽四錢　豬薟草六錢

囑服三至四劑，俟下星期我來台中時再看。

6月1日複診，略為改善而已。金君又帶來 X 光一看之下，大吃一驚，蓋所有身上各關節都擠得變狹，而關節多部分鈣化現象 local calcification，這怎麼治法呢？我乃大傷腦筋，osteoarthritis 骨關節炎勢必成殘廢，左思右想，乃用獅子搏兔之力，全力一擊，處方為：

> 熟附塊三錢　威靈仙三錢　木防己四錢　龍膽草三錢　生山藥六錢　乳香沒藥各二錢　陳皮半夏各三錢　白芷二錢　黃芩三錢　甘枸杞四錢　桃仁三錢　蒼朮三錢　二活各三錢　連翹三錢　杜仲三錢　紅花三錢　南星二錢　木通三錢　竹茹四錢　木瓜四錢　茯苓四錢　甘草錢半　夏枯草五錢

囑服四、五劑，下星期再說。

6月8日三診，前方服後感覺疲倦、消化不良、關節痛之情況改善，效果顯著，但仍不能完全不痛，於是我開始發呆，便說今天無法處方了，待我回台北好好思考之後再處方，比較有意思，否則用藥雖有標準，處方亦相當中的，而仍然不靈者，非藥之過，乃思考之不周也。當時病人極多，我請李女士翌晨再來取方，否則下星期再處方。

病人全部看完，我看病的速度相當快，十幾號病家不到二個鐘點全部看完，每次由下課後約下午五時開始一直到七點。外出吃飯後返宿舍招待所，時已八、九點，四周寂靜無聲，我泡了一杯茶，邊吃邊思考，漸漸墜入沉思的深淵中。

此病為類風溼性關節炎是可以確定，但中藥不像西藥，沒有什麼特效藥不特效藥，家傳秘方當然更說不上了，這種想法只想依賴藥物圖個僥倖，想走捷徑，天下恐怕沒有這麼便宜的事。果真如此，那麼醫生比小販還要不值錢，無法得到別人的尊敬和信仰了。

今綜合所處之方二張，前後也已經服了八劑，效果不理想，雖然略見微效，但是不算更何況還有些副作用。我絕不會勸病人連續服七十、八十方必

然有效，真理不明，亂來一通，使病人花費不貲，吃足苦頭於心何忍，此非但對別人是一種欺騙，對自己而言更是愚蠢。我對治療的結果不滿意，更對事實真相不太確知而無法滿意。

第一方可以說全然不靈，其略有好轉無非對痛處的神經略具緩衝作用而已，根本不能算數。病人雖然感覺好些，心因性實在較真正情況的成分要多的多，故而不作準。因為這種方是作調節性的，屬消極型而非積極性的治療也。第二方作用相當大，是治療劑，痛雖止了，仍未全止，且有副作用。應該先從病的變化方面著手，再來瞭解藥之應用比較有意思。

要知道病，當先看 X 光片，全身關節變狹，非局部關節變狹，變狹之處尤以動作多之處，如指關節、膝關節，其他如髖骨關節及脊椎間關節亦變狹窄，但程度較輕。假令局部之關節變狹，則此處關節變狹窄之理由有三：

一、由於長期疼痛而脫鈣，關節頭處變鬆弛，兩頭都鬆弛關節當然要變狹窄。

二、由於風濕之 lysosome 從白血球中溢出，使兩端骨膜受損，乃致變粗糙，變成鬆鬆地突出，致使關節變狹。此僅屬於局部變化，而全身性者殆很少見。

三、由於關節痛，而關節韌帶常因痛反收縮，乃使關節變狹，韌帶之收縮，須靠神經及血管。神經痙攣，小血管血液輸送量不夠，因而韌帶缺血、缺氧，生化變化而使之收縮而疼痛。痛以後收縮生惡性循環，乃一連串作用，漸漸蔓延至其他關節。韌帶收縮使關節因受收縮之壓力而變狹，更因收縮具壓力，時時發作，乃至鈣質沉澱，此亦不可能是全面性，僅能局部性，但是有一點當非常注意者，李女士的年齡已經漸漸老化，女性賀爾蒙本已降低，結締組織中的水分漸漸脫水（dehydration），關節本來就可以變狹，尤其女性之 callagen tissue 全須靠內分泌維持，內分泌既下降，則結締膠原組織較男性衰老之速度較快。一如人至老年僂腰，致脊椎間隙變狹，使其身高較年輕時為矮。

故其關節變狹之原因，乃由於精神因痛而緊張韌帶因痛而長期收縮，乃

致骨端積鈣，而非鬆弛致之也。第二方之所以有效者，蓋內有寬鬆肌肉韌帶之藥也，然藥味太多仍嫌太夾雜。既然真相大白，乃可處方使之立愈。

佛手柑四錢　川連八分　土貝母二錢半　杜仲六錢　枸杞六錢
熟地四錢　川芎三錢　當歸頭尾各四錢　原白芍一兩　蜈蚣二條
全蠍一錢　烏梢蛇粉三錢　炙雞內金錢半

連服三劑，霍然全愈，並將一切痛苦一掃而盡。病家母子曾特意至台北我的診所來拜候，更為其開方以作調理：

黃耆一兩　當歸兩半　白芍二兩　肉桂八錢　川芎四錢　熟地汁四兩　高麗參一兩　茯苓兩錢半　白朮一兩　甘草七錢　全蠍七錢　蜈蚣六錢　烏梢蛇六錢　麻黃八錢　細辛八錢　附子汁三兩

以善後，從此不發而康復。

案例 59

　　許女士年 37 歲於 11 月 25 日前來初診，於二個月前白帶奇多且具惡臭，下陰極癢幾乎不能忍耐，須將雙足墊高略感舒服，疑陰道炎或真菌感染。

　　　鹽水炒黃柏四錢　益智仁三錢半　桑白皮五錢　青陳皮各三錢
　　　焦山梔三錢　龍膽草三錢　白朮四錢　木通二錢半　大腹皮三錢
　　　蛇床子八錢　車前子葉各三錢　黃耆五錢　川連一錢

囑服三劑。

　　嗣後情況改善但不很顯著，於 12 月 1 日又自行再抓二劑。

　　12 月 10 日再診，白帶明顯改少，下陰仍癢但可以忍受已較以前為輕，從腰下沿至小腹，脹滿而痛，上次來時本已有此情形，但未及提起，月經也不順暢。

　　　橘荔核各三錢　黃耆二錢　蒼朮黃柏各二錢半　牡蠣三錢　敗醬
　　　草三錢　川楝子三錢　升麻一錢半　葫蘆巴三錢半　桃紅花各三
　　　錢半　柴胡黃芩各二錢半　青娥丸三錢　枳殼實各三錢　龍膽草
　　　二錢半　乳沒藥各三錢

囑服三劑。

　　由此以觀，此病已不如我當初想像般簡單了，可能是相當厲害的骨盆腔炎（pelvic inflammatory disease, PID），且因發炎過久而成慢性骨盆腔炎，若果其如此則上開藥方應屬有效，但恐怕未必能完全斷根，要重新建立其血流循環系統正常，非一、二劑即可以全功，因可能由炎症而生黏連則情形當更加嚴重。

　　於次年即 1985 年 1 月 8 日來三診，服藥一切均較改善進步，此次值月潮來，腹絞痛且脹滿如鼓，一切症象又再次發作，我因知此病不能改善了，乃大舉用藥。

　　　蛇床子一兩　蒲公英八錢　黃耆各四錢　露蜂房三錢　三稜蓬朮

各三錢　炒大茴一錢　秋石阿膠二錢半　失笑散三錢　龍眼肉三錢　川連錢半　赤芍四錢　熟附塊二錢　吳茱萸一錢　仙方活命飲料八錢　車前子三錢半　菊銀花各六錢　桃紅花各三錢

囑服六至七劑，就改藥各三錢。

　　於1月22日來四診一切改善，但不知月經再來之時，是否仍然會再發作，我說再服下列之方，每一星期一次至三個月當可全愈。

柴胡黃芩各二錢半　蛇床子八錢　蛇骨三錢　麻黃八分　砂仁炒地黃四錢　青娥丸三錢　露蜂房三錢　鹿角膠三錢　白芥子八分　杜仲三錢　黃耆三錢　巴戟天三錢　土茯苓六錢　肉桂八分　蒲公英七錢　三稜蓬朮各二錢半　咸豐草四錢　仙方活命飲一兩　桃紅花各三錢

結果如我所言，因住較遠，故寄信前來通知全愈。

案例 60

台中

　　江女士於 4 月 7、8 日初診，耳患重聽，注意力難集中、腰痠，感冒則易發氣喘，累則常生偏頭痛，左邊頭部發作時，頭痛如裂，頭轉左看，相當痠痛，黃昏時人極為疲倦，月經常延後而常常經來腹痛，口很乾，但不想飲水，喉常痛。

　　這病的重點似乎在左側，因而耳朵重聽是否也在左側，答云是但有時候右側亦會，就憑此言可知她自己亦不能全部搞清楚，到底是哪一面重聽，不過我可以推斷大概是在左邊，注意力難集中，腰痠非重要論症可以略而不論，感冒時易發氣喘是此病的重要參考，因為注意力不能集中是心理上的問題不可舉之以為證，腰痠範圍廣無法著實落根，偏頭痛、左肩痛、咽喉痛卻是實在的依據，從而可以推斷出病來，我想她的咽喉痛必然亦是在左側，因為左側的血管流量有變化，左側的神經反射也不一樣，現在當存最後一個問題了，究竟病灶在哪裡，否則無從著手治療，口乾不想飲水，經來腹痛，是此痛的輔助證據，病的性質是過敏，患者的體質，是因久病而衰弱，毫無疑問地可知此為咽喉先有疾病，乃致一連串地產生各種問題，故其病灶在喉頭較為確實乃處方為：

　　桂附八味丸四錢　玉蝴蝶三錢　胖大海三錢　川貝母錢半　八百光四錢　鹹橄欖一枚　陳皮三錢　牛蒡子四錢　板藍根三錢　炙麻黃錢半　羚羊尖二分　白僵蠶三錢　甘枸杞四錢　石決明三錢　五苓散一兩

服三至五劑。

　　我們常常體會到，有人肩背重著經過牙醫將其最後一個智齒拔除之後感覺全身輕鬆，耳目為之立刻一亮，雖然是一個短暫時間，但是有其一定的影響，我的用意正與此相同，可以推測此方的效果。

果然於4月25日再診的時候喉痛改善,一切症象全部緩解,但防其再發,乃更為之處方以作善後。

　　桂附八味丸四錢　車前子葉各三錢　牛七二錢半　二活各三錢
　　細辛三錢　白芷二錢半　川芎三錢　防風四錢　甘草錢半　黃芩
　　二錢　蔓荊子四錢　藁本三錢

看先服三劑後再加:

　　當歸四錢　菊花三錢　蔥白七個　麻桂錢半　葛根四錢　辛夷五
　　錢　木香錢半　藿香正氣散三錢

共同研末日服三次,每次錢半飯後,以後曾於同年的6月初介紹友人前來治病,已經完全全愈,以上的藥方配成藥粉前後配了三次即愈。

案例 61

　　馮小弟 12 歲，兩年以前突然發生抽搐，三、四次一天，嗣後又自行恢復，而頭繼續搖晃不停，無法自制，且隔五至十分鐘，必然口發怪聲，打嗝數聲。他以前既未曾發高燒，又未曾受車禍等外傷。因其奇形怪狀，學校老師初不知其是病態，還以為是他故作頑皮，而加以處罰，後經家長解釋方知是病，只能任他如此。其行動力、智力及體力完全正常，故能繼續上學，學習亦毫無困難。這種怪現象整天都如此，但熟睡之後即一切平靜無事。因整日如此，肌肉過分勞累，自感體力漸漸不支。其父是工程師，其母亦為賢妻良母型，愛子心切，諸方求醫無效，經人介紹特意前來求診。因為心急沿路車子又擁擠，坐車與人相碰，遭受損壞，乃棄車不顧，中途搭計程車前來。

　　候其脈頗疾急，舌苔正常與常人無異，但頭一直搖晃，每隔半至一分鐘必大聲打嗝一、二次，此病無疑是神經性。因求治者眾，遂先處方鎮靜，俟晚上人靜時，再作思考。

　　　柴胡一錢半　黃耆二錢　龍骨牡蠣各三錢　黨參鬚各四錢　羚羊
　　　尖二分　全蠍一個　黑芝麻四錢　六味地黃丸四錢　白人參三錢
　　　巨勝子三錢　白僵蠶五錢　胡桃肉四錢　牛蒡子三錢半

囑服三劑再來複診。

　　再來複診時，除頭搖晃略為好轉外，其他無甚變化，口出怪聲，打嗝反更厲害乃知上方藥力不夠，再行加強：

　　　何首烏三錢半　地黃四錢　白僵蠶三錢　巨勝子五錢　白人參五
　　　錢　羚羊尖三分　龍骨牡蠣各三錢　黑芝麻五錢　天麻二錢　地
　　　龍末四錢　山藥五錢　當歸三錢　柴胡黃芩各三錢　全蠍二個
　　　胡桃肉五錢　杞菊地黃丸四錢

　　頭部搖動，打嗝不止，雖是神經關係，當先確定是何處神經為患，據症狀推斷當屬膈神經。因為膈神經下連橫膈膜上及頭邊兩肩，用藥加強制痙攣，可能收效較上方略好，又恐未必能奏全功，囑服六帖。

第三次來診時，一切較前為佳，頭部搖晃更為輕微，但打嗝仍改善輕微，更略有感冒。據其母云，平時若有感冒則頭之搖晃像電扇一般，小孩本身亦大呼受不了，直到眼睛反白，幾近昏厥；而今感冒有此平靜已經是改善良多。還請大夫多多費心救他脫離苦海。我回道治病是醫生職司，自當盡力而為，請馮太太放心。那一天正值大雨應診者較少，乃不知不覺陷入沉思，前二方應該不錯，何以對頭之搖晃有效，對同屬神經打嗝卻無效，當然我知道可以用丁香、柿蒂等藥，但是可以斷定不會有效，何以見得呢？因馮小弟已經治了兩年，中醫用丁香、柿蒂止嗝，恰如西醫用 insulin 治糖尿病，哪個不知，誰人不曉，早已用之又用，設若有效，自然早就好了，輪不到我來看此病。

　　鎮定神經藥、制痙攣可使頭部搖晃改善，乃是使膈神經上部相連肩頸處之肌肉及頸椎神經之刺激部分改善而已，要使此病作更進一步的改善，重點當在橫膈痙攣之本位膈神經，所以上部鎮靜，未及用下部之藥故打嗝反而更厲害或竟全然不愈，明乎此理，方子當全面調整。

　　　　龍骨牡蠣各二錢半　杞菊地黃丸四錢　藁本三錢　防風三錢　辛夷四錢　柴前胡各二錢半　鉤藤三錢　白芷三錢　川芎三錢　川母貝一錢　女貞子三錢　細辛三錢　荊芥三錢　二活各三錢　葛根六錢　地龍末三錢半　全蠍三個　午時茶二塊　蔥白七個　生薑三片　藿香正氣散四錢　蘇梗子四錢　赤砂糖一匙

　　此方表面上看似感冒方，實則為多元性用途甚廣，非從某一處見效也。最重要乃乘感冒之際，順其感冒之勢，對上部頸肩神經及下端橫膈神經強力鎮靜之，並對胃部及十二指腸部的壓力，順勢使之減輕，乃因勢順導法也。囑服五至七劑再來複診。

　　再來診時，情況大佳，頭部僅略為搖動，打嗝雖仍是，但是間隔越來越長。在我診所之時幾已全部正常，未曾打過一次嗝。馮氏夫婦將有新加坡之行，當然將偕愛子隨行，希望能將水藥湯劑改成丸劑，以作長期調理。我因思病既已經十愈七、八，當然可以考慮，故為之處方：

　　　　僵蠶三錢　全蠍二隻　蜈蚣四隻　羚羊尖三分　厚朴二錢　五味

子二錢　六味地黃丸八錢　鈎藤三錢　天麻二錢　白附子二錢　白人參二錢　五苓散四錢　胡桃肉五錢　黑芝麻三錢　地龍末三錢　雞子黃二個　川連八分　桂心八分　當歸二錢半　蒼朮五錢　帶皮苓四錢　桑白皮四錢　麥冬四錢　沉香八分

因囑咐此藥在未去新加坡之前，隨便購三、四帖，赴新之前可將此方五倍之量作水泛丸，日服五次，每次一錢，漸漸次數改少，到全愈為止。

最近他們從新加坡回來，復來診治。一切正常其病若失，且身體亦甚強壯，小孩子長得特別快，一去二年，身體高度已經長得與成人相仿。其母問是否再需服藥以防復發，我答道只要將前方再配一次即可，不必加減，以後保證安然無事，除非有其他原因或變故絕對不會再發了。我的理由是此病本為濾過性病毒感染（virus infection），今已治愈。此病自始至終對大腦未曾加以傷害，故智力、行動行為完全正常，僅僅神經末梢受害而已。何以會有如此現象，則亦無法推斷但將來可以決定推斷準確，因為小孩子尚在發育生長時間，一經治療康健，自然漸漸生長，不再有此現象，若為中年人或者成年人則又當別論矣。

案例 62

台中

　　連女士年 62 歲於 10 月 17 日初診，腰部痠痛從腰椎處一直痛至腳底，尤其天冷則特別疼痛，來診時已連續痛過三次，在短短一星期之內，已經痛得相當厲害並且有漸漸不支的感覺，其痛雖然頗像坐骨神經痛，但是並不專在一側痛而是左右側不一定，有時右腿，有時左腿，這當然就不可能是坐骨神經痛了，更有甚者是每天早晨起床必然腹瀉，常常口乾，這些都非最重要的症象，最重要者是高血壓，頭常常劇痛，眼內壓也極高，以前曾經有腎結石的病歷，結石後由外科手術開刀，去除結石，但腎臟則未被割除依舊保留。

　　此病的癥結，究竟在何處是一大問題，脈極軟而滯結，神色茫然是由於血壓、眼壓都高而產生的現象，晨起泄瀉、頭項強痛種種無不是由之而來。

　　二活各錢半　桃紅花各三錢　膽星二錢　威靈仙五錢　木瓜三錢
　　松節二錢　荊防各三錢　牛蒡子四錢　龍膽草二錢　當歸二錢半
　　川芎二錢半　柴胡黃芩各四錢　川杜仲五錢　乳沒藥各一錢半
　　熟附塊二錢　吳茱萸一錢　牛七五錢　服五劑

　　於 10 月 24 日二診疼痛血壓全部改善患者自稱從未有如此迅速就改善，誠出意料之外。

　　靈芝一錢　龍膽草三錢　藁本三錢　防風三錢　二活各三錢　細辛三錢　白芷三錢　杜仲三錢　黃芩四錢　桃紅花各二錢半　當歸尾四錢　菊花八錢　熟附塊三錢　乾薑一錢　吳茱萸一錢

囑服三劑，三劑之後與前方交替互換服，不必再看，先後合計約兩個月後，一切全愈，眼壓仍略嫌高復加杞菊地黃丸，每晨、晚用淡鹽湯沖服，更於前二方中加老公根鬚八錢，再過一個半月一切正常。

　　由此而觀，高血壓、高眼壓最好先不要斤斤於此，經過考慮後用藥不一定要降血壓、降眼壓，問題在於腎機能不良，即使腎機能不良亦未必一定要

斤斤於治療腎機能，因為表現的症象是痛是腹瀉，在此兩方面用藥調節，神經血管同時達到治療效果，可知活法操之在人，不一定必具刻板文章，非如此云云不可。

　　她後來又以鼻子過敏再來看過一次，以前之疾全部全愈，鼻子過敏，亦是說說而已，並非真正鼻子過敏，用川芎茶調散加減僅僅四方就此全愈，故有時候病人的口訴不能全部照單全收，要稍稍動些腦筋，自然就有辦法。

案例 63

台中

　　根據前例，我同時再舉一例，醫生所言，亦必須細細過濾，否則必然走入歧途，蓋人云亦云就無法作縱橫突破的設想，要將難病治愈就有一段距離了。例如劉女士年 33 歲曾生育三子，常感冒頭痛、怕冷、腰痠、晚上睡覺背劇痛常在睡熟中痛醒，就某大醫院診治過二個月依然故我，根據醫院的診斷是長骨刺，更有 X 光片用紅筆標出病灶處，在 T_4 及 L_3 處都很模糊，是生骨刺生疑，因為內科方面屢治無效，認為最好的辦法是開刀，腰椎骨刺也許可以勉強說開刀可能全愈，胸椎則又應作如何處理，難不成胸椎、腰椎一併開刀手術，設或如此，則開刀可愈之說就相當勉強了，當時的生化檢驗有二點頗為特出即 Hb：12.3 g/dL、膽固醇明顯減少，血糖亦相當降低但沒有降至低血糖之界限中，如果要治療此疾宜增加血糖及 cholesterol，最好辦法是一方面服藥，一方面多曬太陽，或可庶幾。

　　　乳沒藥各二錢　原白芍五錢　當歸頭尾各三錢　紫丹參三錢　伸筋草一兩　鑽地風三錢　秋石阿膠三錢　仙鶴草五錢　桃紅花各三錢半　生薏仁五錢　地鱉蟲二錢半　杜仲三錢　甘枸杞五錢　二活各二錢半　川續斷三錢半　鉤藤五錢　川草烏各二錢半
　　　（三七一錢　穿山甲錢半　紫河車錢半）研末吞

囑服五劑。

　　12 月 26 日再診情況大為改善，幾乎已經不再劇痛，略感酸楚而已，同時很容易感冒乃加：

　　　黃耆三錢　防風二錢半　蔥白五個　紅糖一匙

再服五劑後即完全全愈，乃將前酌量加入人參二兩配以五倍之前方藥量作藥粉，每日服之作調養用。

　　未及盡藥之三分之二，即已全愈了，故而只要認識正確，骨刺又有何妨，

照樣可以全愈，因為人體是一個非常複雜的有機體，任何部位、任何作用，都有所預備可以作代償，若使代償失敗則疾病即明顯表示出來，如果有辦法使之代償能力加強則症狀可以改善，由症狀改善，部分疾病可以因症狀改善而改善，有些疾病則症狀雖然改善而疾病依舊存在，至少可以抑止使之不發，患者年齡尚輕，非但可以代償，更可以自己自動修護改善，只須用藥物開頭帶動即可，如果開刀，動手術則體內生化自然環境，因物理性、機械性的開刀而全部破壞，如果要再造一個有利代償的環境亦就難了，開刀實在是不得以之舉，病本生化變化當以生化辦法處理之，物理機械辦法是實在無法可想的最後一著棋子。

案例 64

台中

　　顏小妹妹年 10 歲在二年以前，發高燒之後，全身肌肉痙攣收縮，手足關節均已扭曲變形向外翻，足不能走路，手也不能拿物，由其母背負而來，此小女孩生得很清秀，如今得此重病，已成殘廢，心中油然生惻隱之心，11月7日前來初診時，令我及所有後面抄方的學生均大吃一驚，手足反撐已近兩年，可以說已成定局，毫無希望了，我本想敬謝不敏，眼看其母女二人的情況頗為不忍，不如想想辦法，姑妄一試。

　　當歸三錢　原白芍四錢　砂仁炒熟地四錢　川芎二錢半　生薏仁一兩半　熟附塊二錢半　吳茱萸一錢　乾薑八分　伸筋草一兩　鑽地風三錢　生山藥八錢　甘枸杞八錢　地龍三錢　大活絡丹二錢

囑服五劑試試看。

　　我不過想先用輕簡之劑一試而已，當時病人眾多，學生亦多，大家同擠在台中宿舍的小房間裡，實在無法，也無機會和環境讓我沉思，課畢診餘，於是搭國光號返台北，夜色蒼茫，高速公路上汽車一路疾馳，乘客都沉沉打盹，而我獨坐漸漸思考此病，一經墜入沉思，漸漸忘卻自我，在此一當刻，實在是人生最快樂之境，物我所忘，唯有一點靈犀，慢慢地、緩緩地開展……此病患者手足反撐已經無可救藥，更兼僵直……僵直有兩種，一種是已經纖維化的僵直，無法醫治，另一種是痙攣性僵直或許可以碰碰運氣，但是業經二年一直如此則不可能為痙攣性的僵直，必然是纖維化僵直了，但是其纖維之發生在哪一部位呢？關節、肌鍵還是關節間的軟骨，則未見 X 光也不得而知，當時我扳過她的手腕，雖然彎曲向外，但是我將之向內扳回健康者形態時，並未感覺到有很大的抗力，僵直感則有之，因想可能存一線希望，等我下次再診治時再說，在沒有確定答案以前，獨自空想，事實條件不夠，白費腦筋而已。

　　11月28日第二次來診時，服前方五劑無甚反應，不好亦不壞，因而再

次測試她的手腕關節,並且問患者的母親,假如放在熱水中是否可以稍覺舒服間或比較可以自動彎曲些、伸直些,答云有時會有時不會。此病既屬於四肢,患者頭腦、神志均很清楚,病的中心當不在腦部而在四肢,四肢的支配應屬於脊椎神經,其僵直處以為筋腱的收縮而致之,乃處方:

  牛七錢半　木瓜二錢　威靈仙三錢　防風二錢　甘草錢半　二活各三錢　白芷三錢　木通三錢　木防己四錢　連翹二錢　桃仁花各四錢　地黃二錢　川芎二錢半　膽南星二錢　黃芩二錢　陳皮五錢　清半夏二錢半　白朮四錢　龍膽草二錢　白附片一錢　乳沒藥各錢半　熟附塊三錢　吳茱萸錢半

四肢先用熱水泡然後用保心安油作局部按摩,囑服五劑。

  12月12日三診情況大為改善,在醫院作復健時本來幾乎毫無進步,今則腳已漸漸可以內轉,可以站立,下腿之彎曲也改善,手也已經漸漸可以伸縮轉動了,診斷尚不致於離譜,病情自然就有好轉的機會,因前過於藥味多,略嫌駁雜,改處方為:

  熟附塊五錢　吳茱萸錢半　乾薑錢半　威靈仙三錢　木瓜四錢　牛七三錢　桃紅花各三錢　黃耆四錢　當歸頭尾各三錢半　仙靈脾五錢　南星二錢半　蒼白朮各四錢　帶皮苓四錢　白僵蠶三錢半　白芷二錢　龍膽草錢半　連翹三錢半　黑大豆五錢

如此既顧及四肢末梢,又顧及脊髓中樞,更能對大腦有幫助,筋腱當可放鬆,以鎮靜法施之於中樞,興奮法施之於末梢,如此雙關同一管道齊下,方可庶幾,囑連服五劑之後,可不必再來看,只須每星期一、二劑,將第二次、第三次的方子,相互交替服即可,嗣後未曾來過,我想既然有進步,何況仍在醫院復健可能已經漸漸康復,但因當時沒有電話及地址無法追蹤則很是遺憾。

1984～1985 年

案例 65

　　梁女士48歲住板橋，係學校老師於3月22日來初診，關節劇痛無法動彈，足趾盡皆紅腫，無法行走，由家人背負前來求診，見其形體感過於肥胖，因問在年輕是否很喜歡吃肉類少吃素菜，答云是，但近年來因發痛風，一再就公保治療無甚結果，醫師勸她不可再進厚味，如今已經多時不吃了，但是已經來不及了，時常發作，苦不勝言。

　　木瓜四錢　松節三錢　知母四錢　芍藥四錢　桂枝心各八分　金銀花五錢　當歸頭尾各三錢　甘草節二錢半　牛七錢半　蒼朮四錢　生薑一錢　菊花三錢　丹皮四錢　附子吳茱萸各錢半　乾薑八分　（三劑）

　　迨至5月12日方來二診，謝云當時三服之後，立即不痛，認為可以了就一直未來，哪知這兩天又發作則不能不來矣，我想前方之有效乃取效於一時，要將之根治，當另想他法。

　　黃耆三錢　焦六曲錢半　威靈仙六錢　乳沒藥各三錢半　焦山梔二錢半　木瓜二錢半　路路通三錢　松節二錢　地黃三錢　川連一錢　黃芩二錢　通聖散錢半　麥冬三錢　黃柏三錢　當歸二錢　蒼朮四錢　知母五錢　（五劑）

　　11月3日來三診情況較前已好多，一直未發，如今天氣轉冷反感口苦、口臭、腸胃發熱感、走路略感痛，疑有糖尿症，因勸其作血液檢查：

　　竹茹二錢　炒穀麥芽各二錢半　木瓜三錢半　通聖散錢半　黃柏二錢　八百光三錢　知母四錢　生石膏錢半　焦山梔三錢　藁本二錢半　川萆薢四錢　威靈仙六錢　牛七三錢　蒼朮四錢　六味丸四錢　（三劑）

翌年4月28日來四診發現有糖尿病現象，血糖高至300度以上，腳雖不痛，但舉止不太俐落。

　　枸杞五錢　胡瓜一兩　竹茹八錢　木瓜三錢　路路通三錢　威靈仙五錢　六味丸四錢　甘草節錢半　原白芍四錢　蒼朮五錢　牛七錢半　生石膏三錢　麥冬四錢　三黃丸三錢　附子錢半　吳茱萸八分　通聖散二錢

服五劑。

7月10日來五診，上次之藥不止服五劑，仍服至十二劑，糖尿現象則全部消除，全身略感重著。

　　桂心八分　伸筋草四錢　胡瓜五錢　白芍三錢　川萆薢三錢　蒼朮四錢　木防己四錢　路路通四錢　黃柏四錢　靈仙三錢　知母八錢　牛七三錢　木瓜三錢　鑽地風三錢　六味丸三錢　（五劑）

自此之後，全部全愈不再服藥，一直很好。

1985 年

案例 66

　　藍先生 57 歲澎湖人，經商、接洽生意、應酬相當忙錄，偶因往返台灣、澎湖之間，於兩星期以前突然發生小便不暢，既而排尿困難，於是求診於本省最大的公立醫院，經過再三檢查斷定是膀胱機能喪失，必須開刀做人工導尿袋，隨身攜帶，彼乃大為恐懼，惶惶不可以終日，他的女兒與某藥店老闆娘同為師大音樂系的同學，於是由藥店老闆娘之介紹，慕名而來，看究竟是否可以免除開刀，來診時是 1 月 22 日，雙眉緊鎖由他女兒陪來，不勝苦痛，膀胱機能喪失僅僅一句話而已，茲當請問為什麼膀胱機能全喪失，而且是突如其來，如果無法交待清楚，隨便刀圭，此實真正不可思議，太匆促了。他又告訴我，在來求診之前也看過中醫數人亦不見效，膀胱機能喪失是假象，真正原因乃是脊髓下端傳導不良，為什麼會傳導不良，可能是傳導電荷成問題，此種情況都以平時緊張度高的人最常常發生，蓋長期緊張而生抑制也，但抑制之產生，若無確實外因觸發也不致會構成緊張導致抵抗力下降，即容易受感染，尤其在感冒流行時，則更易受感冒病的侵犯，其侵犯之處必在身體最弱的一環，殆無疑義，治療之道當先須使緊張度解除，則此病就可全愈至少一半，脊髓屬 CNS，局部鎮靜效果差，當由中樞的下端脊髓以及上端的大腦同時鎮靜則收效宏大，而且也非如此則不能收效，原因是病人的環境很有關係，做生意現今工商社會日日無時不在緊張中，又加應酬繁忙，風塵樸樸奔走台澎之間，從一方面著手，總嫌力不從心，不如雙管齊下。

　　黃耆二錢　枳殼二錢半　六味丸四錢　龍薈丸一錢　龍膽草錢半　柴胡黃芩各三錢　澤瀉七錢　丹皮四錢　桔梗錢半　生甘草梢三錢半　砂仁炒熟地三錢半　原白芍三錢半　將軍干一錢　玉米鬚一兩

囑服三劑。

2月1日二診，三劑之後，小便順暢，如釋重負，笑顏逐開，此次本想不來，深恐以後再發，故再來一次。

  生甘草梢錢半　木通二錢半　枳殼實各三錢　玉米鬚八錢　蓮肉蕊三錢　黨參鬚各三錢　黃耆二錢　麥冬三錢　車前子三錢　川連錢半　龍膽草二錢　硃燈心五扎　附桂八味丸四錢　血茸二分　巴戟天五錢

再配三帖全部全愈，乃歡天喜地返澎湖，預備過農曆新年了。

案例 67

葉先生年 37 歲，先是患胃出血在中壢某勞保醫院治療一個多星期，每次服藥後必發高燒，中壢某醫院黯然束手無策乃轉送台北長 X 醫院治療，仍發燒，後轉台北空 X 醫院打點滴、服藥發燒如故，人日漸消瘦，經檢驗血液亦無其他病原體及致發燒的原因，每次打退燒針，則其燒反而越來越高，空 X 胃腸科主任謂此乃藥物中毒須住院半年方克有好轉的希望，經再三考慮，坐困愁城計無所出，幸得其姐介紹（其姐是鄔先生之妻子，鄔家全家不病則已，一病必就診於我）於 11 月 7 日前來初診，患者面目呆滯無神，瘦骨嶙峋，身高約一百七十九公分，體重只有四十三公斤，由中壢趕來，講話有氣無力，實在已經發燒很久無法支持了，過敏是無問題，但云藥物過敏似乎並不對症；請問何謂藥物過敏，其過敏之藥物並非自己購買，乃由醫師處方，則又何以自處，此姑存之而不論，方今之務如何使之不過敏，過敏之發燒首在血液，次在淋巴，在腸胃者又次之。

　　珠黃散三分　何首烏四錢　蛇粉三錢　白僵蠶二錢半　連翹四錢
　　天麥冬各四錢　黑芝麻五錢　玉竹五錢　牛膽末二分　老紫草五錢　女貞子二錢半　蘇仿木二錢半　蟬蛻三錢半　白蘚皮一兩
　　柴胡黃芩各二錢半　當歸二錢半　大腹皮四錢　三黃丸一錢　消風散料四錢　八百光五錢

由於患者自稱皮膚極癢，入夜睡覺中時時為癢醒，常用手指甲抓至鮮血淋漓故開上方，囑服五帖，二帖之後再行加仙方活命飲料一兩再連續服三帖，先後合計為五帖。

於 11 月 19 日二診，發燒退清，皮膚燒癢亦停止，身上有紅疹少許，但不甚癢，再處方：

　　天麥冬各三錢　連翹四錢　當歸四錢　赤芍四錢　生地三錢　蛇粉三錢　蛇床子四錢　玉竹五錢　珠黃散三分　枸杞四錢　老紫

草四錢　蟬蛻三錢　消風散料四錢　石斛三錢　丁香八分　白蘚皮一兩

配合 Vitamin A 及 Vitamin E 服用，A、E 二類 Vitamin 每日服，此方連服五劑，嗣後由其姐鄔太太來看病，提及全部康復，體重從以前的四十三公斤增至七十公斤，感讚用藥之速其效如神。

案例 68

台中

　　熊女士 61 歲，頭痛極厲害，已經痛了三年，其痛先從肩一直至頭項，頭而直達頭頂，去年曾經劇痛，燙頭髮、頭略向下低即大痛，以致一直不敢去燙頭髮，痛之腳先感到發熱，痛時則生厥逆而變冷，天氣寒冷，厥逆更甚，心下悸（tachycardia），檢查所知僅血脂肪 cholesterol 略高約 280 mg/dL 左右，餘無他，處方，初診為 5 月 1 日。

　　　木香錢半　龍眼肉四錢　參鬚三錢　黨參四錢　黃耆五錢　焦白朮四錢　遠志二錢半　生薑一錢　甘草錢半　當歸三錢半　茯苓四錢　九層塔根五錢　川連桂心各八分　桑葉五錢　麥冬二錢半　五味子二錢　何首烏七錢

　　用症象治病，所謂四診八法不難，難在病不一定能好，或者雖有小效，無法根治，或者第一方見效之後，無法再開第二方使病漸漸趨於全愈，或者第一方就無效，就立刻不知所措毫無變通轉寰的能力及餘地，若就病論病，則每一個病幾乎十分之八九都成死角，無法突破，否則就是用病名硬套，此病是某一種病，但是天下沒有一個病是全部相同的，主病同副症不同，副症相同，主病不同，行醫之所以極難，難在此處，而此處所述只不過是一小環節而已，難上加難的，更不勝例舉，故凡要適當處理病，病人的本身條件，乃是最重要的條件，今知此患者已 61 歲之女性（古人曾云寧治十男人而不治一女人者，蓋女性多有隱曲，不易取得真正病由，此乃古時候的說法。方今男女平等，女性開朗明達者並不亞於男性，而且性情仔細，對自己的身體注意照顧亦較周到，今則應反是言，女性較男性之病為易治，可謂寧治十個女人不治一個男人矣），女性的精神、神經、血流循環依內分泌而改變，故每月而有月事，男性則無之，女性在更年期的變化極大，因為女性內分泌性荷爾蒙開始衰退，對骨骼、心臟、血管變化極大，所以高血壓、四肢厥逆、頭痛由肩至頭頂均由此而來，心動悸、心跳有時變快，是自律神經變動之故，

先由腳開始熱亦屬此因，血脂高是高血壓、血管硬化的因果互相循環關係，明乎此理，則要治此病，當自此患者的本體著手，而非由其所述之病及症著手，所處之方可以必效，囑服三劑。

5月8日二診頭痛及其他症象均改善，唯晚上常於半夜醒來，口苦而乾，手足仍麻。

  柴胡二錢　黃芩二錢　五味子三錢　麥冬四錢　黃耆各四錢　九層塔根四錢　石菖蒲四錢　遠志四錢　蒼朮四錢　帶皮苓四錢　桑葉寄生各三錢半　藿香正氣散錢半　黑芝麻四錢　三黃丸一錢

囑服三劑。

5月22日三診頭痛全除，口苦口臭，僵硬感稍有而已。

  黑芝麻四錢　何首烏四錢　八百光四錢　防風通聖散錢半　石斛三錢半　丹皮五錢　知母五錢　桑枝葉各四錢　豬薟草一兩　龍膽草二錢半　柴胡黃芩各二錢　小活絡丹錢半　商陸根八錢　川連桂心各八分

處方不過三次，用藥九帖，宿疾全除，亦一大快事。

案例 69

台中

　　施女士 51 歲於 5 月 21 日來診，自訴平時腹常大脹如懷孕狀，喝牛奶一杯即可解除，舌苔黃中帶白，尤其在冬天，腹極脹似要爆裂感，每日晚上及下午四時，必腹痛一次，痛及右腸延伸至背已有三年半病史，其症象從未間斷，極為痛苦，此病屬消化道疾病無疑，病灶就在何處，以症狀斷之，當在十二指腸附近，然而脈搏極其弦且速當然兼及神經，凡消化道症狀，兼及神經者以肝膽處的自律神經最為主：

　　　　柴胡錢半　黃芩二錢　桔梗一錢　枳實殼各三錢　清半夏三錢半
　　　　陳皮四錢　藿木香各二錢半　川連二錢　吳茱萸錢半　乾薑一錢
　　　　佛手柑二錢半　艾葉一錢　厚朴一錢　帶皮苓四錢　失笑散三錢
　　　　六一散三錢　蒼朮三錢　三七末七分　囑二劑

　　5 月 25 日二診，痛減且痛之時間縮短，轉成下午五時至午夜十二時發作一次脹氣也獲改善，以上次處方證明病屬消化道，實乃動量不足所致，當全力應付以期改善。

　　　　陳烏藥錢半　失笑散四錢　廣玉金二錢半　佛手柑三錢　黃柏三
　　　　錢　肉豆蔻二錢半　川連吳茱萸各一錢　蒼朮四錢　烏貝散二錢
　　　　半　丁香八分　三七艾葉各一錢　陳夏各二錢半　厚朴錢半　帶
　　　　皮苓四錢　原白芍四錢　六一散三錢

服藥三劑後，晚已不痛又改成白天發，無定時一二次痛甚輕微，腹已不再脹大，腰亦不痠矣。

　　　　艾葉一錢　香附五錢　三七一錢　佛手柑四錢　玉金三錢　川連
　　　　一錢　失笑散四錢　吳茱萸錢半　炙雞內金二錢　米炒麥冬三錢
　　　　帶皮苓四錢　砂仁炒六味地黃丸三錢半　靈芝三錢　佩蘭六錢
　　　　蒼朮黃柏各三錢半

6月5日四診一切改善僅口水多，餘無他。

　　加乳沒藥各一錢半　延胡索一兩　穿山甲一錢

6月12日五診，全愈用藥粉調理。

　　煅瓦楞子八錢　靈芝八錢　失笑散八錢　蒼朮黃柏各八錢　香附汁三兩　甘松汁一兩　山奈汁一兩　佛手柑八錢　佩蘭汁五兩　北五味子汁三兩　川連八錢　吳茱萸八錢　原白芍八錢　帶皮苓一兩　乳沒藥各八錢　延胡索汁五兩　艾葉六錢　柴胡七錢　黃芩七錢

案例 70

　　許小弟弟6歲，因為經常感冒常服西藥（在美國當然只有西藥）以致耳後淋巴腺腫脹發燒，打了許多抗生素亦未見好轉，經其母親口述已經看過很多美國名醫，從西海岸看到東海岸，亦不見效，據說是抗體變弱關係的自身免疫，到將來可能全身淋巴腺會腫起來即成癌症矣，其父母親大驚，經人介紹特地從美國乘飛機回來台北求診時為9月8日初診。

　　焦山梔三錢半　元參三錢半　麥冬四錢　牛蒡子三錢　柴胡二錢半　桔梗三錢半　白僵蠶三錢　陳皮三錢　黃連二錢半　黃芩二錢　黃柏二錢半　焦六曲炭錢半　板藍根四錢　馬勃四錢　薄荷一錢後下

囑服六劑，嗣後即無消息，一直至12月1日又因感冒而再來二診，因而驚問何以事隔如此之久再來看，答云因為服後病即刻全愈，就一直未來而今因感冒而又發故再來，我本想如此無誠意不看也罷，稍會好些便認為全愈，再發再來視同兒戲，大概因為是中醫關係，或竟認為本來讓美國醫師看得將要全愈之時，中藥恰巧順勢趁風數劑而愈，幸中而已，不足為奇，我即起身拱手而謝，以前服藥既無多大誠意如今又發，並非我力不能醫治此病，但恐足下不信，可另著高明治療，因為初發易治，再發難愈，很傷心神，若是吃力而不討好則又何苦，其父母苦苦哀求，口口聲聲云絕無此意，我拗他們不過，乃云此次再發時隔相當久，可知中藥藥力迥非尋常，事實證明，絕非虛妄，君等以為然否，數方症狀受抑制本當大舉治療澈底斷根，奈何君等認為不足奇，就即不再來，病若如此易治則在美國早已治愈，又何必再回台北來治，彼等再三謝過之下，身為醫生又不能不救。但此一時彼一時，此時較彼時，著實難治矣。

　　川連黃芩各一錢　牛蒡陳夏各三錢　柴胡桂枝各錢半　板藍根四錢　白僵蠶三錢　薄荷一錢後下　馬勃錢半　連翹四錢　穿山甲二錢　桂心八分　六神丸日二次每次二粒　仙方活命飲一兩　參

鬚三錢半　升麻錢半　黃耆各三錢　鹿角膠三錢　葛根五錢　蔥
白八個　熟附塊錢半　乾薑一錢　吳茱萸一錢

囑服三劑。

於 12 月 13 日來三診，所有腫脹之處全部退卻，感冒亦霍然全愈，有鑑於上次之輕視及疏忽，不敢再怠慢，仍急足來治。

金銀花八錢　連翹四錢　夏枯草三錢　陳夏各三錢　穿山甲末三
錢　土貝母三錢　皂角刺二錢半　乳沒藥各錢半　防風四錢　當
歸三錢　黃耆三錢半　白芷三錢　天花粉三錢　左牡蠣四錢　參
鬚三錢半　桂心八分　川貝母一錢　六神丸日二次每次二粒　蔥
白七枚　桂附八味丸二錢半　生薑二片　赤砂糖一匙　再服三劑

於 12 月 20 日四診完全康復，如今又斤斤於是否會復發，堅請開調理藥，得適當的保證後方敢回美國，乃為之處方如後：

即將前方六倍之量配合　高麗參一兩　蟲草二兩　六神丸三瓶調
入　牛黃解毒片七錢　鹿角膠霜各一兩　牛肉半斤熬濃汁

妥為調和為丸日服三次，每次一茶匙半，如有任何問題可直接由美打電話或者由在台之親友轉告，或由郵寄信箋前來商議可也，若一切正常無甚變化，則不必多此一舉，一直至今身體越來越健康，我起先尚不知，後經藥房來說，前方服完成效頗佳，今又連續再配一料，乃得知全盤總結局，而為之記。

1985～1986 年

案例 71

　　陳先生 35 歲，為旅美之光電工程師是歸國學人，在新竹科學園工作，生性頗為豪爽，其妻患直腸癌（colon cancer），在美國已經開刀二次，且改作人工肛門，最近美國之診斷報告述及癌細胞已經四處走竄在腹腔中幾已蔓延及全部，經人介紹，我為之治療，進步快速，日有起色，他驚異之餘，亦請就診於我，於 10 月 28 日初診。他曾患中耳炎波及內耳道發炎而生不平衡症，經美國醫師動手術治療，將兩側耳鼓膜施以穿洞手術，其意思乃使空氣流動壓力平衡，結果白白吃足苦頭，依然無效，每次坐飛機在升降之間頭痛要裂，喉頭發音嘶嗄，在他陪其妻來診時，我早知其有宿疾，他既然不提我豈能毛遂自薦，今明白告示，則我當為之治療。

　　　　羚羊尖二分　五味子三錢　八百光四錢　川芎三錢　蔓荊子六錢
　　　　當歸四錢　菊花五錢　咸豐草三錢　甘枸杞四錢　石斛三錢半
　　　　朮苓各四錢　知柏地黃丸四錢　牛黃解毒片一錢　蔥白七個　川
　　　　貝母一錢　豬牛膽末各二分

照服三至五劑。

　　於 11 月 4 日再診時情況大為好轉，唯有時仍感耳鳴，頭二側隱隱作痛，但較來治之前，好了很多。

　　　　磁朱丸三錢　細辛二錢半　二活各二錢　白芷三錢　防風二錢半
　　　　甘草錢半　麥冬四錢　蒼朮二錢　當歸三錢　菊花三錢　蔓荊子
　　　　一兩　八百光四錢　牛黃解毒片一錢　蔥白七個　羚羊尖二分
　　　　麻桂各八分　川貝母一錢　葛根一兩　知柏地黃丸四錢

　　服三帖霍然全愈，此病雖屬顱外但對顱內血管神經無不息息相關，從用手術貫穿耳鼓要想將此病治愈殆無可能，蓋其設想過於簡單了，必須對頭顱

內外作一全面調節方克有成，嗣後他曾有事赴日本，本想偕其妻同行，因過於身體衰弱遂留其妻在台北，由我繼續治療，臨行頻頻叮嚀請求，我感其意誠，慨然允之。

迨至翌年 3 月 17 日三診，因感冒而喉頭發炎，對待此病不可作普通感冒治。

  知柏地黃丸五錢　麻桂各八分　川貝母錢半　咸豐草四錢　龍膽草錢半　龍眼肉四錢　竹茹三錢　鹹橄欖一枚　萬點金五錢　葱白七個　白木耳四錢　白犀角八分　連翹三錢半　羅漢果二隻　牛蒡子二錢　失笑散四錢

三帖之後全愈，其妻亦漸漸康復，已偕行返美，臨走以前贈兒輩電動削鉛筆機一隻，亦頗富人情味。

案例 72

　　李女士22歲於12月31日前來初診，因喜冷飲，自小即常感冒，由感冒即喘咳晨起大打噴嚏，屬過敏性鼻炎，治療幾從幼小時開始至今已歷十七年之久，從未根治，一到冬天天氣寒冷必然發作。

　　　石上柏三錢　血片鹿茸二分　麻黃一錢　川貝母一錢　清半夏二錢半　炙款冬三錢　炙紫苑二錢　葱白七個　葛根一兩半　白芷三錢　川芎三錢半　銀杏七個　甜葶藶一錢　射干三錢　炙蘇子三錢半　黃芩一錢半　甘草錢半　蛤蚧一對

　　囑服三劑，更勸其至耳鼻喉科檢查，鼻中有無瘜肉，則處方治療時間須久，藥方昂貴，病人負擔加重，不如由耳鼻喉科先行將瘜肉切除，但瘜肉切除如無以善後，則雖經切除以後必然再長，且越切除，長大越快，此則我等屢見不鮮，更有確切的生理病理學上的理由。所謂瘜肉者，實則是鼻黏膜經長期發炎及過敏之後產生浮腫現象，浮腫長期不愈，黏膜因之拉長而往下垂，乃成鼻中之瘜肉，將之切割除去則鼻腔黏膜壁受強烈的刺激反促使其生長之速，逾於未切除之前，有過之而無不及，若切除後用中藥善後可以不發，此乃收事半功倍之法也。說實在，切除之手術也並非難事，假若我有耳鼻喉科的設備是輕而易舉的，只須用鐵絲前端構成一圈套狀（loop），開口經後鼻腔將瘜肉套住，一收即可切除，醫師治病本為相互合作之事，功不須盡其在我，我曾經在本書內再三申復此言，一切為病人乃醫生之天職，我之所以勸其如此做，非但為之治病更為其經濟上及精神上作有益之考慮也。

　　2月1日二診，流涕不止已止氣喘停止不再頭昏腦脹，不再昏昏沉沉，又問其有無去看耳鼻喉科，她答道沒有，我正想問她為何不去，突然腦中靈機一動，乃恍然大悟，她已經為此病奔走了十幾年，耳鼻喉科早已看過，有無瘜肉早已知道又何勞我三復斯言。乃更為處方。

　　　八百光四錢　川貝母一錢　血茸二分　蟲草三錢　石上柏五錢

白芷三錢　川芎三錢　陳夏錢半　紫苑三錢　葶藶四錢　射干二錢　麻黃錢半　知柏地黃丸四錢　葛根一兩半　桂枝心各八分

囑服三劑。

　　3月22日三診，又因天氣寒冷、陰濕而感冒、咳嗽、流鼻涕，喘偶一而發，不如以前之劇烈而厲害也，可以忍受，再處方：

　　金銀花五錢　射干二錢半　炒百部三錢　魚腥草三錢　款冬紫苑各四錢　葶藶錢半　麻黃一錢　蘇子三錢　海蛤粉海桐皮各三錢　龍骨牡蠣各三錢　牛蒡子三錢　熟附塊錢半　高良薑一錢　參鬚二錢　蔥白五個　赤砂糖一匙　麥冬四錢　桃杏仁各三錢

囑服二劑。

　　3月23日來四診，因問其何以一個多月一直未來，答云服藥後已經全部康復，且因事情繁忙故而未克前來，今則喉頭僅僅略感不適而已深恐又發，特意前來，我為之解釋，此病迭經治療可說已經十愈七八，即使再感冒也絕無可能像以前般的發作，為君再處一方，可以時常服之則無礙矣。

　　熟附塊錢半　乾薑一錢　吳茱萸一錢　麻桂各一錢　白朮四錢　黨參鬚各三錢　帶皮苓三錢　甜葶藶三錢　北沙參三錢　白芥子一錢　生石膏錢半　八百光四錢　白僵蠶三錢　蛤蚧一對　萬點金忍冬藤各四錢　連翹二錢　羅漢果一隻

先服三劑，以後每星期一服，常常服之自有奇效，自此之後一直康復，從不再發。

1986 年

案例 73

台中

　　蘇小姐約 20 歲未婚於 1 月 8 日前來初診，於去年 10 月間左右腹部曾生劇烈的絞痛，經過檢查據說右側腎臟有腫大現象，最近連左面也痛，肝機能檢查也不良。

　　現在月經來前之四天開始絞痛，嘔吐，頭暈，血壓甚低 90/60 mmHg，怕冷，掉頭髮，咽喉常痛，經來時大量血塊。

　　檢查雖然科學，也只能作一參考，而且未必一定準確，檢查的過程，樣本是否正確，條件是否完備，檢查人員的認定及其在檢查時的意見及心態如果有一個發生問題則其他統統都可以發生問題，雖名為檢查，反而幫助成見之加深，若有先入為主的觀念，科學二字即可發生極不科學的結果，甚則與事實相差極遠。

　　左側腎臟有腫大現象，我未見 X 光片，是否腫大實屬可商，連左面也痛，可見此病不在於右或左，肝機能檢查不良，一定是肝病倒也未必，能影響肝機能的條件很多，肝炎只是一種而已不可隨便妄斷。

　　月經來之四天開始痛、嘔吐、頭暈、血壓低等等屬婦科患疾而且每次必然如此，當為重要證據，怕冷、掉髮、有血塊證明患者新陳代謝低下，動量不足兼有神經症狀，如此則處方的重點已經呼之要出：

　　　陳阿膠三錢　雞子黃二枚　三黃丸三錢　當歸頭尾各四錢　紫丹參四錢　靈芝三錢半　九層塔根五錢　桂枝心各二錢　失笑散四錢　赤白芍各四錢　艾葉錢半　補骨脂八錢　鹿角膠五錢　川續斷四錢　五味子三錢

服五劑。

3月5日二診以前症狀全部改善，月經仍略有腰痠背痛，而且頻尿，舌苔黃膩質紅，尿中含磷酸鈣頗高，肌酸酐（creatinine）含量在 10 mg/dL，綜合以上的判斷，腎臟尿道有問題的情況就較以前所述要明顯，蓋其所以變明顯的原因，當歸功於上一方之將月經婦科問題改善，真相由是乃現，可能有腎臟結石，腎臟較為腫大，推斷可以成立，處方立刻改變為：

　　　生炒薏仁三錢半　海蜇皮三錢　雞血藤五錢　川連吳茱萸各錢半
　　　威靈仙三錢　路路通三錢　防風通聖散四錢　知柏地黃丸四錢
　　　黃耆三錢　當歸頭尾各三錢　白茅根五錢　玉蜀黍鬚三錢　綠豆
　　　衣一兩　穿山甲末八分

如此照樣服三至五劑，較前方的設計，當作更進一步的治療。

　　3月12日診情況非但改善，臉色轉為紅潤乃處方以作善後調理用。

　　　黃耆四錢　杜仲三錢　鹿角霜二錢　防風通聖散五錢　路路通五
　　　錢　威靈仙二錢　麥冬三錢半　海桐皮二錢　雞血藤五錢　炒川
　　　楝肉三錢半　葫蘆巴三錢半　石斛三錢半　知柏各三錢　阿膠三
　　　錢　六味丸八錢　桑葉寄生各三錢　熟附塊三錢半　吳茱萸一錢
　　　乾薑八分

案例 74

　　林小姐 15 歲住於新店，於 1 月 21 日來初診，此女孩平日不吃素菜也不吃肥肉，不愛活動及運動，喜歡整天吃零食，尤其速食麵、餅乾等食物最喜歡吃，大便常常秘結不通，需數天或一星期大便一次，常常肚子脹氣以致不能進食，精神極度疲倦，父母至發生上述種種情況，方才大驚送醫院檢查，用直腸鏡探索，見腸中長腸瘜肉，大腸鬆馳無力而下垂，經用 baruim 顯影術見結腸重疊在一起，長 X 醫院方面認為必須住院開刀將瘜肉部分一段澈底割除方能全愈，否則無法可想，由親友數人連續介紹方勉強來就診，因思既長瘜肉院方認為將來難免要生直腸或結腸癌，割去為最上策，中藥豈能將瘜肉消除，一來開刀極不方便花費又多，二來諸親好友鼎力介紹，乃姑妄一試。因其大便不暢，從小時候即一直如此，病人及其家屬均無法相信可以治療，即使大便亦不能用藥通暢，蓋其一輩子，未經得大便通暢過，雖用通大便藥，最多只能通暢一二次以後再用即刻無效，藥已試之多矣，從小試到現在歷經十二年未曾見效。

　　　柴胡二錢半　當歸五錢　赤芍三錢　砂仁三錢　炒熟地四錢　川芎二錢半　麻子仁丸三錢半　失笑散三錢　元參五錢　牛膽末豬膽末各二分　茯苓四錢　川楝肉二錢半　炒草決明三錢半　防風通聖散二錢半　黃耆二錢　藿香正氣散四錢　臟連丸一錢　陳夏各二錢半　川連一錢

囑服三劑。

　　十二年大便不通，百藥無效，一二劑藥恐怕不能見效，彼等來診是抱試探性質，據我的觀察應該先從腸黏膜著手故而處方如上述。

　　1 月 25 日二診，連服三帖完全無效，仍不大便腹脹滿，舌上黃苔滿布，毫無胃口進食人很疲倦。

　　前方既然無效，徒自清理潤腸滑腸不效當進一步促使腸胃動量增加，此

種治法當然要比較先前之方做再深一層的想法及設計，蓋瘜肉之發生與腸黏膜有關之外，更與腸壁肌肉動量有關。

黃耆三錢半　焦白朮四錢　陳皮三錢　當歸五錢　柴胡二錢　甘草錢半　升麻錢半　參鬚三錢　枳殼實各三錢　桔梗二錢半　桃杏仁各三錢　肉蓯蓉五錢　熟附塊三錢　乾薑一錢　吳茱萸一錢　何首烏四錢

服三劑再看。

腸黏膜之變化必由腸肌壁變化而來，蓋動量不足，滲透壓改變，腸壁黏膜因滲透壓改變而改變，乃生瘜肉，去除瘜肉使腸子動量能正常，腸黏膜亦漸漸趨於正常，如此漸進此病方能有希望，但想到已經久病十二年，又不禁使人略感惶惑。

2月2日三診時，胃口較佳，精神亦略為好轉，但大便仍少而困難，大便一天不能解決，則問題依然存在，治療效果亦就相當可商了，第二方略有中的，較第一方好多了，雖不能解決問題已經開其先端，當從此處加以深思，深思用藥即可，病情判斷雖不中的亦不遠矣，因為精神較好，胃口轉佳，胃腸條件已有改善跡象，所以未能奏全功者，應從配方用藥方面著手方可庶幾，大便之所以絕難通暢與腸中瘜肉有關，假若強烈使腸子動量增加，則瘜肉必然受影響可能有改小變小縮小的趨勢，但瘜肉之始除了腸子動量之外，其最重要的因素甚至較腸子動量問題更精確更坐實論之則為腸中炎症問題，此類炎症症象並不明顯，一如過敏情況相似，且為慢性病，如此慢性是因腸子中內容物之不正常而來的症狀，漸漸進行，病人不自知但覺大便困難，如此周而復始，惡性循環，乃造成今日之情況，欲使澈底治療，非大動腦筋不可。在增加腸活動量方面，黏膜、肌壁均已用藥使之加強活動，而效果不彰者，尚未動員神經，若使神經興奮再配肌壁動量則活動量大大地增加，此其一。腸壁生許多瘜肉，第一要著乃瘜肉之外面乃生腸黏膜，其上皮細胞因刺激而增生，增生之多為長瘜肉，須用強烈消炎劑，但其炎症非屬急性炎症，乃慢

性刺激性充血性炎症,用藥條件與過敏相似,但也非絕對的抗過敏劑,迭經思考乃用下藥。

　　黃耆二錢半　當歸二錢　陳夏各三錢　馬錢子二分分三次吞　枳殼實各三錢　桔梗二錢半　桃杏仁各三錢　柏子仁三錢　郁李仁三錢　巴戟天三錢　肉蓯蓉四錢　柴胡錢半　防風通聖散錢半　何首烏四錢　炒草決明三錢半　龍薈丸一錢分三次吞　熟附塊二錢　乾薑八分　吳茱萸八分

囑服三劑。

　　服第一劑後大便通暢至第二劑時方始兩天大便一次,精神爽慧,至第三帖服完,每天連續而正常大便,十二年宿疾一掃而空,即使停藥一星期一切仍然正常,全家大喜登門道謝並照前方約略加減,處成長期丸散方以作調理,至今已經全愈,直腸鏡檢查瘜肉已大部不見,只有二粒仍在,其消去只是時間問題而已。

案例 75

周姓女子年約 38 歲來診所時，滿面風塵，極為憔悴。自言患頭痛症多年，近來常失眠，情緒極為惡劣，尤其劣者雙目眼眶發黑，前三個月不太明顯，今則越來越黑。我見其目眶之黑，一如昔時演話劇之演員，若徒醫目眶之黑必然無效，當先明瞭為何發黑，理由不外有數點：一、時時患頭痛，二、神經衰弱，徹夜常常不眠，但何以神經衰弱而不容易入眠則又為理由中之理由當須發掘者。人之不能入眠，恆為大腦血液不能調節，此無不息息與自律神經有關。談話中，聞其鼻音甚重，先處方解決一部分再說。

川芎三錢　藁本二錢　防風四錢　蔓荊子一兩　甘草一錢　二活各三錢　知柏地黃丸四錢　細辛二錢　白芷三錢　黃耆二錢　當歸四錢　川貝母一錢　北五味子一錢半　參鬚三錢　益母草三錢半　蔥白七個　生薑三片　赤砂糖一匙　桂枝茯苓丸包煎二錢半

她自稱已經看過好多中西名醫診治，歷經各大醫院，但用藥均不見起色。最近目眶越來越黑，有人認為她已中邪，有惡鬼附體云云，我勸說不須多慮，否則連及婦科方面也將有病。她說月經不順已經有二、三個月了，但無論如何，既經多人介紹慕名而來，先服藥再說。囑服三劑，時為 2 月 23 日。

3 月 8 日再來複診，頭痛已改善，目眶仍黑，精神較好，晚上入眠仍差，更為處方：

白芷三錢　川芎三錢　蔓荊子一兩　藁本三錢　龍眼肉四錢　龍膽草二錢半　菊花五錢　知柏地黃丸五錢　葛根一兩　甘枸杞四錢　細辛三錢　麻黃八分　北五味子三錢半　麥冬三錢半　連翹三錢半　黃耆三錢半　炒艾葉一錢　蔥白七個　補中益氣湯料八錢　（琥珀一錢　白人參錢半）研粉三次沖服　六味丸五錢

我之所以處此方，藥味較多，乃思一舉而蕩平所有之病象。以前清代民初名醫處方不過八九味，然而當時雖有西醫，民間並不相信，恆以中醫為主，故可一症對一方，慢工細活，漸漸一二診乃至十診二十診漸漸奏效。今則不

然，自西醫來華，進步飛速，如今一般人士早已唾棄不信中醫矣，再像以前一樣，一方連一方慢慢來，病人早已不信，另就他醫矣，故必須效速，要達到此目的，必須面面俱到。譬如東風齊著力，而用藥之原理，更非如昔日簡單，由於當時民風尚稱樸實，今則工商社會享受雖較以前為良，但競爭激烈，所生之病恆為多元性，早較以前複雜得多，非如此不以為工也，囑服五劑。

　　3月25日來診，頭已不痛，神志清爽，晚上入眠亦佳，目眶發黑處漸漸變淡而趨正常，她大為欣喜，只是有時工作的耐力尚嫌不夠，更須加強之。如這樣的病症，雖然複雜，當先求其真正重點所在。正像解數學難題，必須層層推理，絲絲入扣，方克有成。否則光靠書本云云或者氣虛血虛，陰陽五行實在無法醫治此病。或談西醫書則現代醫學對此語焉不詳，且分科繁多，必須翻閱精神科的書，但此病並非純屬精神科，不過略有神經質而已。如果硬用鎮靜劑，絕對無效，且後必有災。周女士近二年，受盡苦難者，乃拜鎮靜劑之所賜也，其目眶發黑，以鎮靜劑之功，尤其不可沒，越服越黑，神經狀態，越來越厲害。蓋不明真相徒恃藥物，無論中西醫，我未見其可也。由於自律神經不平衡，而不能甜眠，用鎮靜劑，不過奏一時之速效，以期患者自動漸漸恢復，若不能恢復則須調節神經以奏效，絕非天天用之日日服用，越用越不平衡。由於自律神經影響內分泌，由內分泌而影響生理期，一連串之倒行逆施，乃至沉淪苦海無法自拔，不亦悲乎。既用如此多鎮靜劑，西藥鎮靜劑效力單線而強，豈是一般中藥方可以相當，故延中醫看，開些處方，表面觀之非常簡潔明瞭，實則遜西藥之力遠矣，豈能奏效。故必須另起爐灶，當先明瞭其機轉（mechanism），機轉既明，更須就其勢而用藥處方，則較繁多矣。防風通聖散為中醫用的名方，但是處方繁雜，當時為人所詬病，然而應用起來，若有心得，必然得心應手。我是治病，不講處方好看與否，蓋與治病無關連也，若病已漸漸全愈，自然不必處方多藥，使病人多加負擔，更為人譏為胸無成竹。蓋要加其罪，何患無辭也。今而此方可以略為減少，乃處方如下：

　　　　藿香木香各二錢半　龍眼肉四錢　酸棗仁一錢　參鬚三錢　黃耆三錢　焦白朮四錢　遠志三錢　生薑一錢　炙甘草一錢　當歸三

錢　茯苓四錢　白人參三錢　川連桂心各八分　葛根一兩　川貝母二錢分三次沖　麻黃桂枝各一錢　上清丸二錢分三次吞　補中益氣湯料一兩

囑服五帖，因而一切霍然而愈，其病如失。乃囑其常服末後一方，每星期一至二次即可，全然而愈，末了一次來時目眶已經完全正常，對治病者、患者均是一樣地欣喜，亦治醫一樂也。

案例 76

台中

周先生在高雄任教員，某日帶童軍露營爬山後返家，在當天晚上偕家人看電視的時候，突然大叫一聲後昏迷不省人事，而且連呼吸亦漸漸有停止趨向，家人大驚立刻送高雄醫學院附設醫院急救，經過電擊之後，心臟心跳再漸漸恢復，昏迷四天之後才漸漸甦醒，如此情況後，意志喪失，已經歷四個半月，經過了斷層掃描（computed tomography [CT] scan）發現腦室擴大，大腦呈萎縮現象，於3月19日由高雄至台中初診，病者神情木然，行動遲緩記憶全部喪失，說話斷斷續續，無法一時領會其意義，手一直極厲害地顫抖。

要治療此病，必須首先明瞭其致病之由，來龍去脈如有一絲不清楚則無法處方，其家人出示CT照片，的確是大腦呈萎縮現象，其能保住性命，高雄醫學院之功誠不可沒，急救及時，否則早就命赴黃泉了。但是事後如此變得不死不活，家人所忍受的負擔極重，大腦萎縮的邊像處透視的密度變小，有一小塊似乎像囊腫（cyst）一般呈略帶透明而變薄，乃知是邊緣呈浮腫樣，可知病勢並未善了，仍在繼續進行中，當時來不及思考細則，且病者眾多，又大概有十餘個學生，在後跟著抄方，不得已乃處方如下：

　　生炒薏仁各四錢　桃紅花各五錢　白僵蠶四錢　黃耆四錢　菊花參鬚各五錢　當歸頭尾各三錢半　龍膽草二錢　牛膽末二分　胡桃肉八錢　巴戟天八錢　仙靈脾一兩　桑白皮五錢　杜仲三錢半　血茸三分　丹參三錢半　五苓散三錢　另：犀黃丸三分　雲南白藥九分之一　羚羊尖二分　牛黃清心丸半粒　研末沖服

囑服三至五劑，下星期再說。

事後一再深思其致病之由必為腦中之一處先天性的特別較弱，否則按此病人的年齡而論不過30多歲，不可能生血管硬化及CVA等疾病先暫置其細則，用大約概略法搆出其致病的輪廓，一如畫圖一般，再細細逐條抽出理由來，假設這先天性特別較弱區，在平時可以不生病變則一切如常，健康一如

常人，其發生變故的理由，因為如此年輕必受外來條件的觸發或刺激，亦即是帶學生去露營爬山當是最大的原因，在治此病之前也可能是七、八年之前，我見一位中藥店店夥的太太非常年輕大概只有 25、26 歲，在第一胎生育之後尚無其他變故，在生第二胎之時，小兒雖已出生，但突然一陣劇烈頭痛而暈厥，當時的中南部，具規模的醫院還不多，乃立即送沙鹿的光田醫院，還未查出病情，三天之後遂即死亡，我雖然未曾經手此病的治療，一直以旁觀者的心情，細心觀察，因為當時沒有人請我看此病，而估計我當時的實力也無法治療此病，然而對我的印象很深刻，我一直耿耿於懷想找到答案，經過一番思考，雖是推測而已，不過去事實真象雖不中亦不遠矣，一般年輕而發腦卒中類似的重症，必然其腦血管有先天性的缺陷，最多見的是動靜黏合瘤，此種血瘤 A-V fistula，常常因動脈壓力大於靜脈使動脈的血液大量逼入靜脈的 fistula 處成一血瘤，隨時可以破裂，一旦有外來因素則可立刻破裂，若此瘤的體積大或者生的不幸長在腦中樞重要的部位，一旦破裂可以立刻死亡，在生產時努力下胝，腹壓升高，以便使胎兒從產道逼出，則腦中壓力無形驟升，血瘤破裂將導致頭極痛，或竟昏厥不省人事而後死亡，假如非先天性 A-V fistula 因該婦人曾有結核病病史，結核菌在肺中所生之乾酪性（caseation）病變，也可以因生產時的努胝而上行使腦血管生血栓成 CVA 情況，其血栓若入中大腦動脈（middle cerebral artery）則半身不遂，若入腦底動脈的 Willis circle 則變化莫測，若生血瘤多半生在腦底動脈 Willis circles 之前緣即腦前區 anterior artery 為最多，故此婦人在未死之前視神經交處（optic chiasma）先已受壓，進醫院之次日曾清醒些許時候，自稱頭劇痛而雙目皆盲可知出血瘀結處（blood clotting）相當大而遂後死亡，無半身不遂而有目盲，是結核病（tuberculosis, TB）bacteria 上行栓塞的機會不大，而且栓塞性出血在年輕少婦而論出血處不可能很大，栓塞處在腦中央動脈機會較多當半身不遂，頭劇痛而目盲，則出血極多在腦前緣 anterior area of Willis circle 處，則先天性 A-V fistula 之成分相當大，我雖然非治療此病的經手人，事後對此病的前因後果曾經一般精細的考慮，故而有此經驗。

如今周先生之病是爬山著力，一如產婦生產之著力，循環增速，腦中血管無異的將承受血液上行的壓力，假設其血管的弱點，在延髓的呼吸中樞或循環中樞或及醒覺中樞附近，則經外來的壓力可以栓塞或破裂，pons medulla 是何等重要區域，人之生存 vital centers 全在此處，只須些微的變化，可發生極震撼的症狀，設無立刻急救可以當場死亡，高雄醫學院之搶救，挽回了他的生命但是腦因經久的缺氧受損而浮腫而萎縮，更有外來觸發的因素便是 A 型感冒的流行，爬山困頓，血管本不良，復加 virus 潛伏而一併發作，也非不可能，如此則以上所的藥方尚稱中肯，應該很不錯的。

於 3 月 26 日二診時，由其妻子陪同前來，患者完全心神喪失，將以前的事，從腦子變化的浮光掠影中，下意識地表達出來，他問我何時舉行考試，他還沒有拿到准考證，希望現在就發給他，以便明日九時早晨當應考，我實在無法只能拿一張名片給他，說這就是准考證，希望不要遺失，明晨九時必然憑此入場，旁坐候診的病人及後面抄方的學生見他一派胡言亂語，個個嚇得魂飛魄散，這種病怎麼治法，而且服了藥之後非但沒有進步反而每況愈下了，我因問其妻子，這種現象今日是初發還是平時在家也發，她答道平時在家，也是斷斷續續，時好時壞，不過今天好像是特別厲害，再問服藥之後有無改善，她搖搖頭表示並無明顯的改善，於是我大傷腦筋思考半天不得要領，候其脈本來很弦硬如今略見緩軟，此只我自己知道，不足為他人道，乃說說：「此一時我也處不出方來，留下你們的地址和電話，等我回家詳細研究後再處方藥給你們」。

回台北後因想，假若此病，如我所言直接發生於延髓亦即延腦（medulla），無論如何微量的變化，在解剖上而論，此處部位極小極狹窄大概必死無疑，若是腦底出血間使波及延髓受壓則立刻搶救，尚有活命的希望，因缺氧時間略久則雖甦醒，腦子已經呈萎縮現象，按 CT scan 所示則浮腫成分很大，浮腫者電解質不平衡為第一重要因素，果真如此處方不難。

石菖蒲五錢　巴戟天五錢　熟附塊三錢　麥冬四錢　桂枝心各八分　遠志三錢　石斛三錢　佩蘭葉五錢　白僵蠶五錢　玉竹五錢

黃耆二錢半　羚羊尖二分　北五味子三錢　山茱肉錢半　鈎藤菊花各四錢

　　立刻用限時專送信寄出且囑服五至七劑。此方不用任何血藥，效果必然明顯，蓋病時差時發，非血藥可以奏效也。

　　5月7日三診，神志意識已較清楚，手仍抖，人很疲倦，記憶略呈恢復現象。但大部分仍是渾渾噩噩，談話較為流利。乃處方：

　　北五味子三錢　石菖蒲五錢　巴戟天五錢　熟附塊三錢　山茱肉錢半　麥冬四錢　桂枝一錢　桂心八分　遠志三錢　玉竹五錢　黃精三錢　白犀角五分　佩蘭八錢　龍膽草三錢　龍眼肉六錢　白僵蠶四錢　胡桃肉三錢　菊花三錢半　熟地四錢　羚羊尖二分　小續命湯料八錢

師法古千金方意義，大舉用複合方以觀後效。

案例 77

　　王先生年 25 歲，身材高大，最近恆感有人在他背後喚他，整天昏沉思睡，呵欠不停或竟枯坐整日不言不語，精神委靡，頭腦昏昏沉沉，本在某公司服務，因見其如此不堪任事，疑其有精神病乃使之停薪留職，希望他將病治愈後再來工作，其母僅此一子見情倍感傷心，到處求醫未能見效，今特由彰化前來台北求診，初診時為 3 月 10 日。此病屬精神病無疑，但精神病有很多種，此乃精神病之輕者先用輕劑治療。

　　黃芩二錢　知母四錢　當歸茵陳各三錢　苦參三錢　豬茯苓各四錢　澤瀉二錢半　葛根五錢　蒼朮五錢　白朮四錢　升麻錢半　二活各三錢半　佩蘭五錢　麻桂各八分　川貝母一錢　藿香正氣散二錢半　蔥白七枝

囑服三劑。

　　3 月 16 日二診，服後無顯著效果，依然故我，病亦無甚出入，輕劑不勝當用重劑，用重劑必須要有條件及理由，其嗜睡為症狀中唯一重要根據，若要使之不睡，先當使其腦中氧及醣代謝升高，亦即使大腦血流量增加。

　　蔓荊子八錢　佩蘭一兩　石菖蒲三錢　遠志三錢　北五味子三錢　刺蒺藜三錢　葛根六錢　牛膽末三錢　龍膽草錢半　龍眼肉四錢　菊花四錢　浮小麥一兩　小續命湯料八錢　天麻三錢　生炒薏仁各三錢半　（三至五劑）

　　3 月 22 日三診，服後比較活動一些，精神略為好轉。

　　藁本二錢半　佩蘭八錢　石菖蒲五錢　遠志三錢　明天麻三錢半　真馬寶二分　黑大豆一兩　白芷三錢　川芎二錢半　小續命湯料一兩　龍眼肉八錢　龍膽草錢半　浮小麥一兩　葛根一兩　失笑散三錢　蔥白七枚　藿香正氣散三錢　生薏仁五錢

服三劑。

4月5日四診，情況更好呵欠較少，比較願意與人交談，情況漸趨正常。

  川芎二錢半　藁本三錢　防風三錢　蔓荊子一兩　甘草一錢　荊芥三錢　菊花四錢　明天麻錢半　龍膽草錢半　牛膽末二分　失笑散三錢半　遠志二錢　白芷二錢　陳皮八百光各三錢　硃燈心三札　川連桂心各八分　小續命湯料一兩半　另琥珀一錢　牛黃清心丸八分　馬寶二分研末分三次吞服　（五劑）

4月17日三診，頭腦清楚，睡眠安適，情況大為好轉，一切正常，以末了兩方合方配藥丸以作調理，不日當可銷假上班矣。

案例 78

　　鄭先生 24 歲，由台中趕來台北，因該時我未曾到台中去教學，於 3 月 28 日來初診，患失眠症有年，精神恍惚，腰痠背痛，四肢乏力，中醫斷為腎虧，心神不交迭治無效，經人介紹而來，年事尚輕氣色也不差，雖主訴很多其病不難醫治，腎虧之說不談也罷。

　　天麥冬各三錢　北五味子三錢半　參鬚四錢　當歸三錢　黃耆五錢　葛根五錢　黨參三錢　蒼朮四錢　黃柏三錢　澤瀉澤蘭各五錢　枸杞三錢　菊花四錢　荊防各三錢　川貝母琥珀各一錢　杜仲三錢半　知柏地黃丸五錢　蔥白七個

　　囑服三帖應方而愈，復又續服三帖，精神百倍，曾打電話致意感謝，此病本不難醫，亦非奇疾，特一方而愈，尚稱第一次，因找我看病，大概都已治得焦頭爛額，要迭次細心推敲，層層推理，步步為營，一方即愈之病，自是不多耳，乃特為之記。

案例 79

　　林女士年齡 41 歲，於 4 月 1 日由屏東來台北求診，以前並無氣喘病歷，但於三年以前，產後經感冒一直咳嗽不止而喘甚，經過打針吃藥，當地醫師、醫院的治療方使不喘不咳，但不須多時又再復發，再治再發，如此連續近二年，終究不能根治，經親友介紹特意北上就診，視其面色黝黑黯然無光澤，身體細瘦且略事駝背，說話發音喉音聲低，因而問她，是否有駝背的先天不全，她說沒有，不過發病已經拖得相當久，不知不覺中採取如此姿勢，較為舒服而已，如此道來，可知其肺活量呼吸量因此病而大為衰落，舌苔淡白胖嫩，可知含有水分，凡見如此舌苔不問可知，內分泌調節失其常度，尤其是腎上腺素的分泌，較為不足，乃至於此。

　　麻桂各八分　八百光三錢　甘草一錢　杏仁三錢　甜葶藶二錢半　六味地黃丸五錢　炙紫苑三錢　白芥子八分　廣玉金三錢　桔梗三錢　魚腥草六錢　黨參鬚各五錢　蔥白七個　炙款冬三錢半　高良薑一錢　生薑三片

因由屏東趕來，路途較遠囑服六劑。

　　處方的原意為先使肺活量略為增加的唯一辦法，即是擴張氣管枝同時消痰，略使脫過敏則舌苔可以改觀乃用此方，力量較為弱，但已足夠，不須多加其他藥味以觀成效如何。

　　4 月 10 日二診，喘咳不再復發，臉色已轉紅潤，不須另外處方，酌加北五味子一錢、川貝母一錢，其喘由咳而來，咳由喉頭而來，喉頭又由黏膜過敏，分泌不正常而來，雖取效於一時，究竟一旦遇到冷空氣或感冒時必然復發，仍當徹底清理治療，如此則處方用藥要多矣。

　　清半夏錢半　炙款冬炙紫苑各三錢　炙蘇子三錢　杏仁三錢　黃芩二錢　麻黃一錢　甘草一錢　銀杏七個　蛤蚧一對　蔥白八個　魚腥草五錢　廣玉金錢半　北五味子八分　海蛤粉三錢半　甜葶

蘼二錢半　冬瓜子五錢　八百光三錢半　六味丸七錢　生薑高良薑各錢半　川貝母一錢

囑服五帖。

4月21日三診，完全康復，即就原方加：

忍冬藤四錢　白芷三錢半　生石膏一錢　先服三劑

後以四倍水泛為丸日服三次，每次一錢八分當可完全全愈，此病的重要關鍵是產後咳嗽，如果當時用藥得法，早已全愈，不過三四方即可，無奈用藥止咳、消炎無效，反使咳嗽抑止，如此則痰液湧聚乃致氣喘，不講病的來由，專以撲滅症象為主，雖可止喘於一時，實則是與體工為逆越治越喘，最後併止咳止喘，無論用藥多重均不應矣，何勿思之甚耶，若云此種治療是「科學」治療，茲真不敢問教矣。

案例 80

　　呂小弟弟今年 13 歲，讀樹林國小五年級，患風濕病關節疼痛，過膝蓋及手指處，痛尤其劇烈，常服西藥無效，小時候亦習於服西藥以治感冒，代謝恆受抑制，此非西藥之過乃用藥有問題也。如今面目黧黑，身高可憐尚不及一般小學二年級生，瘦弱矮小發育極差，其雙手手腕已經漸漸成硬化變形，手掌不能豎起與手腕成 90° 角只能略略成 25° 角，如果再向上翹起，則痛不可忍，腕關節已硬化，若漸延及手指，乃形成 craw hand 將變殘廢終生矣，於 4 月 3 日來初診，用藥若不峻猛，無法改善。

　　　　六味丸五錢　當歸頭尾各五錢　赤白芍各五錢　砂仁炒熟地四錢
　　　　川芎三錢　杜仲五錢　枸杞四錢　全蠍錢半　蜈蚣二條　川萆薢
　　　　三錢　松節三錢　宣木瓜三錢　歸脾湯料八錢　（三劑）

4 月 10 日二診，臉上黑氣漸漸消退，手腳晚上仍大痛，白天亦痛但較緩和。

　　　　松節二錢半　木瓜三錢　當歸頭尾各三錢　赤白芍各五錢　川芎
　　　　二錢半　生炒薏仁各五錢　熟地四錢　全蠍錢半　川杜仲三錢半
　　　　甘枸杞四錢　菊花三錢　龍膽草錢半　蘇仿木三錢　蜈蚣二條
　　　　蛇床子五錢　乳沒藥各錢半　地黃丸四錢　蛇粉四錢　附子三錢
　　　　乾薑八分

再囑三劑。

　　於 4 月 17 日三診，白天已經不痛，晚上仍疼痛，但亦已經略為緩和，臉上黑色更淺，由此以觀對此病之治療，當以身體抗體之重建為主，風濕病止痛之治療為副，對病人有較好的效果。

　　　　黃耆各三錢　木瓜三錢　松節二錢半　歸脾湯料一兩　赤白芍各
　　　　四錢　熟地四錢　川芎四錢　全蠍二錢　蛇床子蛇粉各四錢　蜈
　　　　蚣三條　川草烏各錢半　附塊三錢　乾薑一錢　吳茱萸一錢

再服三劑。

4月29日四診，黑色全部退清，白天夜晚均已不痛，唯有時大概會有二、三次抽痛，手背已可略為上抬。

　　麻黃三錢　參鬚三錢　白芍一兩　杏仁三錢　桂枝三錢　熟附塊二錢　川芎三錢　荊芥四錢　木防己一兩　甘草三錢　川草烏各錢半　蘇仿木三錢半　白芥子一錢　鹿角膠三錢　知柏地黃丸四錢　吳茱萸二錢　乾薑一錢　（三劑）

至此處，以前治療告一段落除 blood circulation 循環改善外，當興奮神經，興奮神經即所以安定神經，此一舉雙用法也。

服後大為改善，疼痛全除，面色好轉，手背已可上抬至 50° 角。其父母甚為欣慰，堅持請我治療，直至全愈為止。

5月13日五診，大局已定，唯一傷腦筋者乃手背及各手指關節問題，方於此當再轉移治療目標。

　　鹿角膠粉各五錢　麻黃二錢半　肉桂八分　熟地四錢　白芥子錢半　枸杞八錢　蛇粉五錢　全蠍二錢　當歸三錢半　赤白芍各三錢　川芎三錢　附桂八味丸四錢　露蜂房三錢　威靈仙三錢半　仙靈脾一兩　路路通三錢　杜仲三錢半　蘇仿木三錢　五皮飲料二兩　（三劑）

5月20日六診，關節無論大小各處均不痛，面色轉紅潤，但手腕仍只能抬高極度約近 60° 角之譜，再上抬即痛，如此已經可以矣，但總嫌不及健康人耳，再處方：

　　歸脾湯料二兩　川杜仲三錢　白扁豆五錢　枸杞四錢　鹿角膠三錢半　肉桂一錢　麻黃二錢　白芥子錢半　蛇粉四錢　當歸頭尾各五錢　小活絡丹二錢　露蜂房三錢　全蠍三錢　蜈蚣二條　威靈仙三錢　路路通三錢　仙靈脾一兩　木防己一兩

囑服五劑。

案例 81

張女士 32 歲，於 4 月 8 日由花蓮乘飛機來台北初診，背後頸椎第三、第四節附近長一瘤如貢丸般大，四周邊上絕硬，根底相當大，紅腫且痛，其先生為中醫師，曾有服中藥數年的經驗，時好時發從未消除，但覺紅腫及痛方面有時改善而已，近年似有越長越大的趨勢，乃大為恐慌，由介紹專程前來，希望我能想想法子，既然會紅腫會痛則治愈不難。

    黃耆二錢半　當歸頭尾各三錢半　穿山甲三錢　夏枯草三錢　金銀花八錢　七葉一枝花四錢　連翹四錢　蒲公英一兩　乳沒藥各錢半　甘草節各錢半　咸豐草四錢　皂角刺錢半　牛膽末二分　山慈菇四錢　露蜂房四錢　八百光三錢　防風通聖散三錢半

因病人從花蓮來，第一是為其考慮遠道不便，第二更當考慮處方力求完善，俾便於可以多服幾帖以免須常常來台北診治，有鑑於斯，乃處上方，囑服五劑。

五劑之後痛減不紅，瘤明顯縮小，於 4 月 19 日二診，除以上情況好轉之外，即使整個背部大較以前輕鬆，自訴有婦科病，即由上方加茯苓桂枝丸四錢、甘露消毒丹錢半，再五劑，瘤腫全部消除，僅用手摸時，要極仔細僅有如米狀一小粒，加六神丸每日二次、每次二粒配服上方再三劑，完全消去，負擔既去精神氣色自然更為改善。

此病用藥，僅一方而已，隨情況而加減，為何不續自調方或處新方，因病情簡單，略為作加減，反而效果遠較全部換方為佳，何類病當用何類方劑治療，也頗有出入，此不可不知也。

案例 82

　　某一天下午,我診所來了三位客人,二男一女,是吳醫師介紹來求診的。吳醫師與我可稱莫逆,與台大病理室的陳先生都是好朋友;吳醫師因為我曾治重病,故大凡重病,統統樂於介紹給我,台大的陳君亦復如此;此三位即是吳醫師特意介紹前來拜訪。

　　患者是日本殷實商人名叫三原,他這病前後一共一年多,在六個月之內,使他瘦了十六公斤,從日本各大醫院,一直檢查到美國,結果一切正常,毫無毛病。但是他覺得右脅下劇烈疼痛,需要用手按住,或者熱敷方能暫時止痛;最近變本加厲,非但右脅下痛連左腿亦劇痛,以前用的法子,不管用了,現在要躺在熱水中方能止痛,從水中起來至多半至一個鐘頭,立刻又痛,只能再泡在熱水中。我聽了差點失笑,那他老兄豈不成了非洲的河馬,必須整天泡在水裡。陪他來的那位年輕小姐是他的秘書,另一位男士為他翻譯,中國話講得不十分流利,勉強能聽懂而已,原來他也是日本人,名叫上田。他在本省經商多年,故能通華語。據他說三原先生是日本來的董事長,故而可以住觀光飯店,泡在熱水中,一切事務外有上田先生處理,內有秘書小姐轉達。

　　患者喜歡喝酒,日本人都喜歡飲酒,如今因此病連酒也戒了,形神憔悴,骨瘦如柴,而且臉呈黃褐色,很像黃疸病人,然因鞏膜不發黃當然不是黃疸,何況他上過各大醫院檢查,完全沒有病,哪來黃疸。候其脈很疾速,乃因痛極緊張的關係,不是發燒而來,舌苔呈紫紅色。據秘書小姐說,他在台灣已經有兩星期了,這兩星期中幾乎天天不能睡覺,痛得即使吞服大量安眠藥,仍然會半夜痛醒。三原先生大為感慨,生此怪病,金錢又有什麼用。他已經了無生趣。現言歸正傳,其紫紅色的舌苔是因缺少睡眠緊張而致,無甚特別意義,會不會因生活不羈,經常喝酒,身為商人,免不了應酬,致抗體降低,復感風寒而且年過半百,無法恢復,但不至於一病一年多,可能感染的濾過性病毒毒性相當厲害。一般濾過性病毒以侵犯神經的最多,淋巴腺次之,血液較少,而且侵犯神經的症狀較明顯。人家大醫院也非泛泛之輩,高手如雲,

難道會昏庸不察，粗心若此，不可能。然而濾過性病毒侵犯神經，即使非常精良的儀器也常無法查出。於是問他的痛是否呼吸也會痛，答曰否，故知此病不在胸腔內部。他的痛是只要身體一移動即劇痛，可知其痛在皮下肌肉神經上，一動肌肉伸縮，影響血管再影響受感染呈病態的神經所致。病的機轉既已經知道，就可用藥了，但在用藥之前必須要考慮另一個問題——為什麼手按了就不痛，泡在熱水中也不痛。要是根據老派醫學的說法，非常簡單，此病已久，久則虛痛處喜按為虛，要泡熱水，乃虛而且挾寒，此乃虛寒之症，當然非姜萸附桂莫屬。我又一時想不出所以然，病人又等著處方，只好依古法開方：

  熟附塊三錢 乾薑一錢 吳茱萸一錢 人參三錢 仙靈脾一兩
  當歸三錢半 乳沒藥各一錢半 三黃丸三錢分三次吞 木防己八
  錢 蔥白七個 紅砂糖一匙 川杜仲四錢

囑連服三劑再說。

  他的朋友上田先生患的是常覺有一口痰哽在喉頭，吐又吐不出，吞又吞不下去，一般老派中醫馬上想到此梅核氣也，宜四七湯，你想會如此簡單嗎？梅核氣是古時候女性一直圍居家中，心情鬱結乃生。今此人是男性，又天天東跑西跑，大展辯才，大作生意，口沫橫飛，聲嘶力竭的人，會生梅核氣乎？當然不可能，唯一可能乃心力交瘁，喉嚨多講話又疲倦，明其理處方不難，立刻寫上：

  黃耆三錢 焦白朮四錢 當歸五錢 柴胡二錢半 甘草二錢 升
  麻一錢半 參鬚三錢半 胖大海三錢半 佛手柑三錢半 玉蝴蝶
  三錢 西洋參四錢 枸杞子三錢

囑只須一二方便愈。他警告我說雖然他不像三原先生那樣看了很多醫院及醫生，但是也看了不少醫師，一二方能好？我說一二方已是非常保守的說法，其實一方就可以好。

  兩天後接獲女秘書來電，說三原先生渾身都痛，是否是藥力發作前，將要改善的徵兆，我說不是，你應該問他是肌肉痛、骨頭關節痛、還是皮膚痛，

不能只說渾身痛如此含糊之辭,令人無法獲得要領,即使渾身痛,是什麼時間開始,痛了多久,以前胸脅下及大腿內側之痛是否改善,請打電話給他,獲得確切的答案後,再請來電,那位秘書又說上田先生果然服一劑即完全恢復,非常佩服,乃堅持三原君必須再來診所診治。我不禁莞爾,假若上田君醫不好那就垮了,但非我醫術之垮,乃病家心裡不穩定,即使垮定病人不來,我也泰然處之;何況東瀛客本就多慮,無傷大雅也。

　　下午七時許三位復來,因無回電;我不得不重述上述問題,他答稱肋下、大腿內側已不若上次來那麼痛,但渾身很痛,但說痛也不像痛,非常奇怪,無法描寫其感覺,加上語言不能直接交談,而翻譯者又不甚精華語,所以我甚感困惑。病家又說腹很脹,但大便正常,故知絕非腸胃病,乃因皮下肌肉病所致的緊張造成的假像,按理渾身不自在,範圍擴大了,重點自然亦分散了,故肋下及大腿內側痛雖略瘥,不可以說是真正的改善,只不過是程度及注意力之轉移,因而感覺略好,此乃心理性非真正因治療而改善,這可由病人仍需按摩以及泡熱水獲得證明。現在最重要的是他的痛,或稱怪怪的極不自在感究竟是何等感覺,否則無法治療此病。據翻譯上田君說,像牙齒痛,又不是那麼痛,好像將痛未痛之前般酸酸的感覺;有時候會突然發作人感覺如針刺般地直跳起來。觀其臉色似較服藥前紅潤一些,病情似乎有進步,他雖自稱略好,我心中明白不過爾爾,好不到哪裡去。

　　我上次用藥完全根據傳統八法治療,但是由此案例證明,不明病理,不曉得真實病情,則此病實在無法治療,因當時倉促之間,無充分時間仔細思考,現在知道思考的重點在病人所述之痛的性質及部位。即再詳細詢問其刺激的感受在皮膚或在肌肉,他也答不出所以然,但我猜測應該在皮膚上。因為他像遭針刺般突然跳起來⋯⋯,繼而我突然大悟,乃問他這種感覺不如說像觸電一樣更為中肯,二位日本人拍案叫絕說正是如此。至此真相大白,此因皮下神經亦即末梢神經傳導失常而來。因而再問所有的醫院檢查雖正常,但是有一點恐怕三原先生忽略了,血液檢查時膽固醇(cholesterol)如何,可否告知,據我推測一定比較低,他答道是比較低但仍在正常範圍內。這就是現代醫學檢查的問題了,一般檢查項目的幅度(normal range)很大,在此幅

度內都可以說正常,但是若靠近最低值或最高值可能不正常。此人雖然正常但偏低,可知膽固醇不夠,其理由是日常生活緊張、不羈,大量飲酒所致。膽固醇為神經鞘組成之不可缺少物,神經鞘之與神經一如劍鞘與劍、電線與線外所包之橡皮,具絕緣作用及保護功能。膽固醇既減少,神經導電發生漏電,於是一如電擊。真相已明,處方不難,當先須阻其漏電,再補其髓鞘,更須強化肝臟,使之多做膽固醇,則此病可愈,乃處方如下:

　　黃芩二錢半　黃柏三錢　陳阿膠三錢　柴胡一錢半　原白芍四錢　川連一錢半　吳茱萸一錢半　仙靈脾一兩　王不留行五錢　雞子黃二枚　當歸三錢半　龍骨牡蠣各三錢半　蟹殼粉三錢半　羚羊尖二分分三次　北五味子四錢　珠黃散血茸各二分分三次吞

囑服三至五劑。

五日之後再來診病已去其大半,仍感痛楚唯已輕微多了。乃再處方且須精簡,方為上策:

　　川杜仲八錢　甘枸杞七錢　川連二錢　黃芩三錢　黃柏三錢半　雞子黃二枚　龍骨牡蠣各六錢　陳阿膠三錢　原白芍五錢　五苓散七錢　當歸頭尾各五錢　羚羊尖二分分三次吞　焦山梔四錢　桂枝心各一錢　九層塔根七錢　天麻一錢半

據彼云三日後須回日本,我說無妨,只要有友人在台仍可連絡,加以處方。囑其抓五帖,三帖可在台灣服用,兩帖攜回日本服,以觀後果。

案例 83

　　於 4 月 15 日左右，一位母親年約 50 餘歲伴著她兒子約 23、24 歲來我診所求治她兒子的病，他們母子倆衣著襤褸看來是勞工階級，對白談吐不會講國語，只會講台語，樣子頗為憨厚一望而知是頗為忠厚老實的鄉下人，她的兒子臉色蒼白，目光無神，而且手腳都看起來髒兮兮地，候其脈他的腕骨全然無肉，骨瘦如柴，更令人吃驚的是脈搏每跳五、六次必停一次至二次的間隙，因問何以致此，他們的回答是起先並不知道心臟有病，只知他工作非常乏力已經有相當一個時間了，最近經過一次感冒之後連走路都感吃力，每走八至十步必然氣喘要坐下來休息一陣子，再能走十餘步，又須再休息，症象越來越嚴重，便在就地找了幾位醫師看過，並不見效，乃至新店某有名的天主教醫院認為是消化道潰瘍，X 光所見不能確定更做胃鏡檢查，一無所見，於此時開始病情益加嚴重，再至某最有名大醫院認為心臟患疾，再照 X 光心肺胸廓顯影，則心臟擴大，幾已占胸腔的二分之一，立刻須開刀治療，據說是心臟瓣膜有嚴重的缺損 valve defects，開刀的費用至少須卅萬元，像此等貧苦人家哪裡湊得出如許的金錢，萬不得已只有拖一天算一天等死而已，情形既然如此嚴重，當然無法立刻開方必須要得到相當可靠的判讀資料，然後才能著手治療，我告訴她倆至少要看到 X 光胸部顯影的像片 X-ray chest film 才能想想辦法幫忙治療，否則實在愛莫能助，他們說可以借到 X 光片言畢即行告辭，說等一下立刻拿來，當日也未見回音，我也只能由他去了。

　　迨至同月 21 日母子倆帶 X 光片前來，我觀看之下大吃一驚，心臟幾乎擴大到占滿三分之二的胸腔，更且形成豎位之位置在胸廓，即所謂肺心症（cor pulmonale），怪不得動即氣喘，面色灰敗，完全是一派瀕臨死之前，苟延殘喘的症象，按此種現象實已至油乾燈盡的末期階段，恐怕無法挽回了，但是我本人有一非常特別的性格，非到真正絕望我絕不放棄這任何可以借力借勢的地方，以期作背城一戰，面對此 X 光片，我沉默良久，好在那一天病家不多，否則實在無法單單為他一人作長期思考，我大概想了十分鐘，突然心血來潮，因問他的症象及變成如此嚴重情況，到底有多久，答道本來尚可，在

最近三個月以來方變得如此，我又問他說本來還可以的意思，究竟是何種條件，爬樓梯有無氣喘？答無，若走路略帶一點慢跑有無現在如此模樣？答云無之，總而言之，本來幾乎與健康人沒甚兩樣，所以就未嘗注意，否則何以會耽誤至此，此理由乃是某大醫院的說法，假如及早發現開刀就不會如此麻煩，或竟不必一定要開刀，現在要挽回性命，除開刀之外別無他法，正因為該醫院的醫師有上述的想法及說法，我突然得到一種啟示，如果心臟肥大漸漸形成則早有症象不可能在三個月前如常人無異，假令三個月中可以使心臟擴大到如此地步，則此種擴大並不如醫院所說的擴大，換言之必非真正的心臟擴大，也就是說並非真正不可救藥的真正擴大，若說不開刀例在不救則倒也未必如此，如果說一定沒有辦法只在等死，可能仍有些辦法以謀補救，乃為之處方：

　　北五味子三錢　天麥冬各三錢　黨參鬚各三錢　劉寄奴三錢半　木防己一兩　紫丹參五錢　魚腥草五錢　桂心八分　生炙甘草各錢半　生薑錢半　砂仁炒熟地四錢　麻子仁三錢　熟附塊一錢　吳茱萸錢半　蛤蚧一對　菊花三錢　黃耆當歸各二錢半

囑服三至五帖再說。

　　嗣後我自己思考，此種心臟的脹大，絕非心肌肥大的擴大，不過是一時性的心臟脹大，但也不見得一定是心包膜積水而脹大，這一點在 X 光片上，可以絕對確定非心包膜而是心臟、心肌擴大，按其病症推斷，在三個月中間形成，若是心臟瓣膜不全之形成，不可能僅僅如三個月如此短暫的時期，設其如此則內科藥物實在無法治療，若在三個月中形成，心臟瓣膜不全，乃是心臟急速擴大之結果，非瓣膜不全形成心臟擴大，乃是先心臟擴大而形成閉瓣孔拉大，乃致心瓣膜啟閉不能合縫之 valve defects 其決定的條件，可由其症狀加以判斷，此方必然有效。

　　5月2日前來二診神色安定氣喘消失，唯仍感爬樓梯有些乏力，至於平地走路已經可以勝任自如乃後處方：

　　參鬚四錢　天麥冬各四錢　北五味子三錢半　木防己一兩　紫丹

參五錢　魚腥草五錢　劉寄奴四錢　陳阿膠三錢　生炙甘草各三錢　桂枝心各八分　菊花四錢　川杜仲三錢半　吳茱萸錢半　熟附塊錢半　失笑散四錢　仙靈脾六錢　蛤蚧一對　六神丸日二次每次二粒　黃耆各三錢

囑服五劑。

　　嗣後五劑服完又去藥房再配五劑後健步如飛，更能爬山面不改色、氣不喘、呼吸不促，母子倆人來稱謝不已，我亦一笑淡然處之，乃告云醫生為人治病是天職，聊承誇獎實不敢當，此病而醫愈，全憑靈機一點，不可以常格求之也，該病人姓林，在此當補記之。

案例 84

　　吳先生已屆 72 歲高齡，在某女子學院任部主任，其妻蘇女士及其女吳小姐在十年以前一直是我老病家，每逢有病，必至我處診治，該時我尚在信義路玫瑰大廈開業，如今已經事隔十年以上矣，於本年 4 月 20 日突然夫婦兩人，聯袂來訪，因吳先生得一怪病迷離撲朔，歷經諸大醫院診斷，病名各異有的說是重症肌無力症，有的說是巴金森氏病（Parkinson's disease），有的說是進行性肌萎縮（progressive muscular atrophy），各說各話，莫衷一是，他也被檢查又檢查，整得鬼哭神號，病非但不減輕，更是日重又重，在告天無門，束手無計之時，由他的妻子蘇女士突然想起當年玫瑰大廈的惲醫師醫道不差，雖然業務清淡，治病認真而且別具一格非西醫亦非中醫，另有一番功夫，何不請他一治，但到了玫瑰大廈，則早已人去樓空，十年以來滄海桑田、人事變遷已經沒有人知道我的去處，乃問附近人家也均茫然不知，正惆悵間突生靈感，蓋我的姓極為稀少，何不一查電話簿即可知道，此法還真管用，故而急急一徑前來。

　　此病極為奇怪，四肢無力，連舉起手過頭都辦不到，尤有甚者眼皮抬起來即自動跌下，此類症狀是西醫所說的重症肌無力症，確然不誤，然而兩手顫抖不能操物，若自己加以注意時則顫抖暫時停止，在講話不注意時又不期而然顫抖，此是西醫書上所述的巴金森氏病無誤，而兩臂的肌肉雖未萎縮但大姆指與食指之間的凸出肌肉無力而陷落此是進行性肌肉萎縮症的前兆無誤。但是有一點是非常使人疑惑不解者，即用治重症肌無力的 neostigmine 針劑治療無效，用治巴金森氏病的 dopamine 亦無效，如此一來各說各話的診斷就無法實際成立，於是乃不知是什麼病，需要進一步的檢查，病人已經被折騰得撐不住了，乃寧死也不去醫院，就延中醫治療，當然又是腎虧氣血雙衰，用大劑補腎藥，越補越差，連說話舌頭發音已經糊塗不清。

　　輪到我來看他的病已經病了兩個多月了，我認為病名並不十分重要而是病的機轉（mechanism）卻非常重要，因不知病名而無從下手治療，不如說

因不知此病的原因及變化機轉而無從下手治療較為實際而具體,大凡學問名字越多則越是落伍抑且是離科學越遠,越不能產生觀念上突破,越是妨礙進步,越是具有成見,結果各持已見,互相攻訐,成事不足,反而離主題及目的越遠無補於實際也,人類所有的學問,即就自然科學論罷,以數學為最擅變化,名詞最少所以可以縱橫自如,物理學須以數學為基礎,也是變化萬千,但是名字就比數學要多了,化學則名字更多,其實化學不過是物理學的分子層次而已,而生物學及醫學又更是化學的有機部門電鍵組合的變化不同而不同而已,品種繁多、名字之多浩如煙海,醫學上病名之多汗牛充棟,如今病名已經不足應付,更有症候群(syndrome)實在已經到流散無窮的地步而無法自拔了,設如全信書不如無書的觀念來端,處處不受拘束,一片神行,只看事實,有時反而相當精彩,具有意想不到的結果,前面一個案例即是,今此案例的啟示,假如一定要論病名,則此病即無法治療矣,當論病的機轉。

　　病人有一非常奇怪的一點即是,右半身更為疲倦乏力好像腦卒中的半身不遂,但是沒有CVA的病史以及現象,雙足則較上身兩臂更無力,走路搖晃,一如酒醉模樣,但是絕無僵直症狀,只有軟綿無力而手痙攣,脈搏和舌苔看不出有何特殊變化,此病的最大關鍵也即是最大的特色便是疲倦不堪,終日昏昏要睡,這一特點是上述三種重要病症所無,但是在腦卒中的案例中卻有,故而我對此病的推測已經漸漸露倪端,與其假設其為上述之類的病,還不如說CVA較為接近,雖然沒有腦中風的症候,慢慢地手足無力,可以假設成腦中的運動中樞因血管的漸漸血流量不足而產生如此現象,但其現象究竟從何而來,必須進一步的推敲和認知,因而再問他的太太,在二個月以前得此病時,情形如何,在何種情形下發作,乃知此患者平時極喜愛運動,雖以逾70的高齡,依舊每日必作運動,對打羽毛球更具癖好,某一天去參加羽毛球比賽,回家之後非常乏力,蒙頭便睡,一覺醒來,便感覺不太對勁但不明顯,嗣後便每況愈下以致於此,乃再問他的血壓是否偏低,答云是,於是全盤真相漸趨明朗,乃為之處方:

　　雲南白藥六分之一　黃耆二錢半　仙靈脾一兩　小續命湯料五錢

　　　　石菖蒲四錢　山茱肉錢半　天麥冬各五錢　石斛三錢　桂枝心各
　　　　八分　熟附塊三錢　遠志五錢　北五味子一錢　巴戟天四錢　桃
　　　　紅花各三錢

囑照服三劑即便前來再看。

　　此病本是運動力竭復加以年老不任疲勞，更有感冒乃發，此現象與腦卒中相差無幾，唯前者為漸進方式，後者為突發方式而已。

　　於4月25日再診時已經不像剛來時候如此疲倦了，痰很多，感覺呼吸困難，略帶氣喘情況但不太厲害，感冒發作發出來矣與我所料幾乎完全相同，前方既已得其勢再處方不難。

　　　　澤瀉八錢　蒼朮五錢　黃柏三錢　北五味子三錢半　天麥冬各三錢
　　　　參鬚五錢　葛根八錢　神曲三錢　青陳皮各三錢半　甘草錢半　當
　　　　歸三錢半　升麻錢半　黃耆五錢　蛤蚧一對　高良薑生薑各錢半

再服三劑。

　　感冒的潛伏最怕發不出來表面上看似乎毫無跡象可循，古醫書常謂風為百病之長，風速行而善變，可知感冒屬過濾性病毒 virus 其種類雖然繁多，繁殖寄生於細胞中，但大部分 virus，最喜歡侵犯神經 virus 既無法可殺，又品種繁多，更可相互通變，防不勝防，捉摸不定，最好的辦法（不是去殺滅它，蓋無法去殺滅，更無法作為防治，近來 virus A type 疱疹型大為流行），應該是堅壁清野讓其不戰自潰，其次是觸發人體的抗體、抵抗力，設法漸漸使之消滅，所謂用表藥以表風寒便是這種手段之一，老年人本用興奮性表藥未必能濟事，蓋年老體衰，表中帶補即所謂強壯劑及鎮靜劑則庶幾有效矣，此參蘇飲、人參敗毒散之所以創設，即以此為目的之所用的手段也。

　　於5月2日三診時幾乎全部康復，人已不再想睡，也不會疲倦，痰液盡俱咳出，胸中非常爽快，仍感腳痠，此乃老年劇烈運動後，較平時年青人難以恢復也，因勸戒其不可再行劇烈運動，天下之病雖可治，唯老不可治，最好自己當心為第一要務，處方：

仙靈脾二兩　黃耆三錢半　清心牛黃丸八分　木賊草四錢　葛根一兩　升麻錢半　石斛三錢　當歸三錢　麻子仁丸三錢半　巴戟天八錢　宣木瓜三錢半　牛七二錢　麻桂各八分　熟附塊三錢　西洋參三錢　紫河車二錢

囑服三劑。

　　嗣後一切正常，每天作溫和的柔軟運動，本來未得此病時，目光視物昏瞶，於今也較以前好得多，腿已不痠楚，心理憂慮、懸疑既已完全清除，心神自然倍感愉快，他的親朋好友，見他康復不禁嘖嘖大為驚奇。

案例 85

　　黃小弟弟才 6 歲台北人，因為常常感冒，流鼻涕喉頭常常發炎，有時輒高熱不退，由於長期服用抗生素、退熱藥等等，致面上毫無血色，精神極委靡更且渾身痠痛，入馬 X 醫院檢查白血球在十七萬以上，乃斷為血癌，用抗癌劑治療身體益形衰弱，更因抗癌劑對免疫系統的抑制，又易發感冒，高燒氣喘不息，情況危殆，適逢小兒科同房之陳小妹妹患血小板減少症處處瘀血，又呈處處紫斑，由我治之漸漸全愈，陳小妹妹的父親不忍見此狀乃私下介紹，從院中請假出來治療，時為 4 月 18 日初診：

　　　當歸三錢　白芍五錢　川芎三錢　參鬚五錢　茯苓四錢　白朮三
　　錢　甘草一錢　黃耆二錢　仙鶴草二錢　蛤蚧一對　夏枯草三錢
　　龍吐珠三錢　麻桂各八分　麥冬三錢半　黨參八錢　熟附塊錢半
　　乾薑一錢　忍冬藤八錢

服三劑。

　　4 月 26 日二診，燒退清亦不再喘，白血球降至五萬多，第一服便見如此情況，迨至第三服時白血球降至五千多，唯喉頭仍痛，嗆咳不止。

　　　老紫草三錢半　雞血藤一兩　茜草根四錢　黨參鬚各四錢　白朮
　　四錢　茯苓三錢半　甘草錢半　高麗參二錢　黃耆各三錢半　赤
　　白芍各四錢　紫丹參北沙參各四錢　生花生一兩　蛤蚧一對　甘
　　露消毒丹錢半　白僵蠶三錢　（三至五劑）

　　考此病發作之原由，不外喉頭過敏且時常發作而用藥抑止之，喉頭之扁桃腺及喉嚨下緣之胸腺（thymus）均為淋巴腺 T cell 之重鎮，對免疫具極大作用，既時常有病又無法作澈底之根治，免疫系統大受損害，由 T cell 而影響波及 B cell，骨髓受侵犯而生變化乃以至於此。

　　5 月 10 日來三診，臉色好轉，神情活潑，咳嗽亦愈，他父母所最懼怕的發燒一直未發，更為處方。

　　　黨參鬚各三錢　焦白朮茯苓各四錢　陳夏各三錢　龍吐珠夏枯草

各五錢　黃耆各三錢半　麻桂各八分　葛根一兩　九層塔根一兩　蔥白五個　川貝母牛黃解毒片各一錢　苦參高麗參各三錢半　桔梗一錢　甘草錢半　生薑高良薑各二錢半　赤砂糖一匙

嗣後即漸漸康復，不須再來換藥，只須將上方每星期服二三次即可，但仍須嚴防感冒，俟後三個月以後即可完全正常矣。

案例 86

陳女士 59 歲，於 4 月 21 日來初診，在背後兩面肩胛下及腰部右上方的皮膚起疱疹聚合成塊帶磚紅色，但是初起時並非是單純性的皮膚病，是由胃痛腹脹開始，常感覺飢餓嘈雜，但又不能進食，食慾固然全部喪失，若勉強食之少停即全部嘔出，嗣後漸漸產生皮膚症狀，遍看中西醫師，迭次入有名醫院治療打針、吃藥、塗消炎藥膏，內外兼治，毫無進展，若生感冒時則大大發作，體內感熱如火焚。白天有時走動比較不太痛，夜間停止不動，靜下來時則痛強烈加劇，其痛又不在原來部位，乃分散至其他各處一如烈火焚身，必須立刻觸其冰涼之物，方能略感舒服些，最近日日發作，苦不勝言，懇請賜方，我想此病雖起先由內科患疾開始，說內科患疾看似胃腸道不良，實則非是直接的，乃是先血液內部發生問題，波及腸胃再波及皮膚，然則如何血液發生問題，當先求其生活狀況及身體形態便可得知一二，一其人枯黑而柴瘠，水分電解質不協調是無問題，二則年齡已經 59 歲，月事已斷，此病是最近發作，胃腸病乃宿先即有，胃腸疾病至使血液不良者多矣，吸收不良者多嘈雜感，嘈雜感之由來，由於胃酸過多，胃中酸度之升高亦即 pH 值之降低，乃由血中二氧化碳積聚而來，CO_2 之積聚由於老年人肺活量大降，氧氣不夠，因之紅血球無形增加，血糖之利用亦降低，酸升高生嘈雜感，胃腸疾病於焉發作，故此因果循環關係屢見不爽，本來不會發作，皮膚病加上方今疱疹性過濾病毒 A_3 型大為流行，原先之胃腸病、皮膚病一併齊發，病人大為困擾，故要治此病，當先治血液兼及神經為第一要務，其他可暫止勿論也。

　　三黃丸五錢　仙靈脾二兩　當歸八錢　八百光四錢　赤芍四錢
　　丹參杜仲各三錢　竹葉心三錢半　何首烏四錢　黑大豆八錢　胡瓜一兩　甘露消毒丹二錢半　商陸根四錢　生花生一兩　王不留行四錢　陳阿膠三錢　五苓散五錢　六神丸日五粒　雞子黃二枚　蔥白七枚

囑服三劑。

4月28日二診，服此藥煩渴更厲害，但疱疹消去皮膚平坦，無火熱感，病已去之泰半，疱疹退卻處有茶色痕跡，毋須改方再照原方服三劑。

　　5月3日三診，體內無灼熱，夜間白天全部舒暢一切正常趨於康復因請處方。

　　　　生山藥六錢　山茱肉錢半　砂仁炒生熟地各四錢　粉丹皮八錢
　　　　澤瀉六錢　帶皮苓四錢　珠黃散三分　菊花四錢　甘枸杞六錢
　　　　知母四錢　黃柏四錢　八百光四錢　蒼朮三錢

囑服五劑以作調理，餘無他全部康復。

案例 87

　　李女士 33 歲，4 月 22 日來初診，感冒之後內耳積水、走路搖晃不定，三年以前曾到八德路去中醫診所看過無效，站起走路，只須頭略為轉動二三下，立刻栽倒於地，內心極為恐怖，深懼一走過馬路也來此一招，危險之極，中醫無效，乃就診於西醫，在榮 X 治療，榮 X 醫院為我國數一數二大醫院，設備精良，為他做眩暈測試，兩耳貫風，並數心算，亦是平平而無起色，經人介紹兼程前來，感冒而內耳積水，不很難治，《傷寒論》真武湯症云振振欲擗地者，即屬此症，用方相當古拙而有力，不如自己創方合自己心意，隨症加減較為方便。

　　　藁本三錢　川芎三錢　防風四錢　菊花三錢　蔓荊子五錢　甘草錢半　熟附塊三錢　生薑一錢　焦白朮白芍各四錢　蒼朮五錢　帶皮苓五錢　北五味子三錢　石決明一錢　藿蘇葉各三錢　麻子仁丸二錢　明天麻二錢　荊芥二錢　五苓散五錢　吳茱萸一錢　蔥白十個　赤砂糖一匙

連服五劑。

　　4 月 25 日二診，諸症悉改，防其再發且仍有感冒潛伏乃大舉用藥。

　　　麻桂各錢半　葛根一兩　菊花防風各三錢　蔓荊子一兩　黃耆各三錢半　三黃丸三錢半　菊銀花各六錢　磁朱丸二錢　黛蛤散四錢　北五味子三錢　柴胡黃芩各三錢半　石決明二錢半　羚羊尖二分　藿香正氣散五錢　萬點金五錢　蔥白十二枚

嗣後連服五劑全部康復後，乃介紹其在學校教書的同事很多來看。

案例 88

　　吳小弟弟 8 歲，從 3、4 歲開始常患感冒喘咳已經有四年之病歷，於兩年前曾來我處診治一次，因未效而另就他醫，我聞之極為感慨，奈何厚西而薄中如此，西醫看得天翻地覆一塌糊塗是應該的，別無他說，若看到中醫則中醫必須是神仙之流，必須要一帖藥便全愈，西醫可以連看三四年十年八年無效，照看不誤；中醫開一方無效便不稱中醫神仙，好在我只開中國方是西醫而不是中醫，否則不悶死，也要被氣死，嗚呼何其不堪如此，當時我治一方而無效，病家立刻就 X 大某醫師，據云乃絕頂高手剛由美國回來博士碩士名譽會員頭銜多得不計其數，經過治療之後咳喘更甚，尤其稱絕者臉上兩太陽穴處長很多黑而細的絨毛，皮色灰黑如土，胃口絕對不佳，前次不靈此次又來當善予治療，不可再落空矣，時為 4 月 25 日初診，我思考再三，處方如下：

　　麻桂各二錢　百部三錢　桑白皮五錢　冬瓜子五錢　甜葶藶二錢
　　桑葉三錢　白僵蠶三錢　滾痰丸八分　忍冬藤六錢　陳夏各三錢半　高良薑生薑各二錢　荊防各三錢半　杏仁三錢　五皮飲料五錢　炙紫苑三錢半　桔梗錢半　生石膏錢半

服三劑。

　　於 5 月 3 日二診一切改善，其喘亦止，蓋所謂喘咳者，無非支氣管發炎，炎性之分泌物痰而已，上方著力之處百分之九十在痰上，自然可以收效，此次一方見效矣。

　　黨參三錢　川貝母一錢　八百光三錢　辛夷五錢　桂皮三錢　陳夏各二錢　蔥白七個　九層塔莖五錢　佛手柑三錢　廣玉金三錢　茯苓四錢　白朮四錢　甘草二錢半　荊防各三錢　黃耆二錢半

　　喘咳急性者既去，自當用略為穩健之藥，緩緩圖之，服三劑。

　　5 月 10 日三診，涕咳俱止，喉略痛，口舌皆破裂甚痛，皮膚發癢，過敏水分不調節也。

　　消風散五錢　蟬蛻三錢　牛蒡子四錢　川貝母錢半　蛤蚧一對

三黃丸四錢　桑白皮五錢　蒼朮四錢　五加皮三錢　牛膽豬膽末各二分　丁香八分　葱白五個　咸豐草四錢　消毒丹錢半　陳皮七錢　帶皮苓四錢

案例 89

　　劉小弟弟8歲，由其父母伴來於5月8日初診，面色蒼白、神情痴呆，幼時常感冒、發燒，習慣於服藥注射，退燒之後恆感胃口不良，父母令之食均拒絕，最近一次出麻疹之後，身體會抖動、肌肉顯見萎縮，走路一如跛腳，行動極為不便經常摔倒而滿身泥髒，經人介紹來診，我聽聞他的母親說，他從摔倒爬起身相當困難，有時邊上有桌椅子須用手扶著漸漸爬起來，既然如此則其腿部及脊椎的X光片絕不可少。原則病情不知，隨便用藥，實非我所願，而且肌肉無力之病症有許多種，有的更稱為絕症無法治療，我固然不會有先入為主的觀念，但是無X光片的 indication，治療乃盲目進行全憑運氣，這還算什麼醫生，他們道今日未帶來，下次帶來，我更進一步說明，X光假如時隔已久，必須重新再照一張，尤其在髖關節處，絕不可少，醫院拒絕借出，可至X光化驗所去照，最為重要。

　　黃耆三錢　焦白朮四錢　川杜仲三錢　鹿角霜三錢　鹿角膠三錢　生炒薏仁各五錢　巴戟天三錢半　參鬚三錢半　石菖蒲五錢　山茱肉錢半　北五味子三錢　麥冬三錢　血片鹿茸二分　仙靈脾一兩　熟地三錢　石斛三錢　桂枝心各一錢　遠志二錢半　淡蓯蓉三錢半　先服三帖

　　情況不知必然備多力分，這也是無辦法中的辦法，俟其X光片來後，再作定奪。

　　於5月15日二診，三服之後行動較為輕捷，其母發現他從學校回來，衣服較以往乾淨，乃知行動已較方便，跌倒略為減少矣。

　　X光片顯示他的髖骨大粗隆，裝入骨盤的大孔即所謂 acetabulum 其彎曲度不夠，正常較為彎折，他則幾乎略彎，好像幾乎呈直豎狀，見圖：

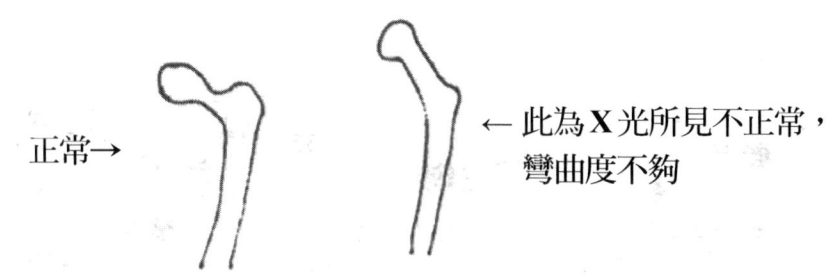

正常→　　　　←此為 X 光所見不正常，
　　　　　　　彎曲度不夠

　　如此情況，兩腿自然無力，可知絕非肌肉萎縮，此種情形可能是先天性，因為兩腿都是如同一轍：

　　　血片鹿茸三分　鹿角霜三錢半　川杜仲三錢　巴戟天三錢　參鬚
　　三錢半　肉桂八分　熟地四錢　炙麻黃八分　白芥子八分　北五
　　味子三錢　仙靈脾一兩　蒼朮三錢　八百光三錢半　淡蓯蓉三錢
　　（熟附塊三錢　吳茱萸一錢　乾薑一錢）　先煎一小時

　　再服三劑，在服藥期間曾患感冒，未曾求診僅由其母電話告知，遂即在電話著請書寫麻黃另加金銀花連翹牛蒡子各三錢、蔥白四個、生薑三片、赤砂糖一匙，囑服二劑，須連連頻服，當茶水。次日即也退燒，感冒轉輕，因再打電話來詢問，是否可以用前方所開的藥方，我答無妨仍須繼續服用。

　　5月23日三診，感冒痠痛都愈，情況更為進步，已經在診所中跑來跑去，也未曾摔過一次。

　　　鹿茸一錢　牛七三錢半　穿山甲錢半　甘枸杞三錢　北五味子三
　　錢半　宣木瓜三錢半　參鬚三錢半　茯苓四錢　焦白朮四錢　甘
　　草三錢　當歸三錢半　赤芍三錢　熟地四錢　川芎三錢　黃耆五
　　錢　肉桂八分　巴戟天八錢　仙靈脾一兩　淡蓯蓉三錢　熟附塊
　　三錢　吳茱萸二錢

　　囑連服五劑，以後每星期服二次，更須多吃牛骨髓茶、黑芝麻糊當點心，還有最重要乃是每天由其父母看在旁邊，訓練蹲下再站起來的運動，起先少量，以後再慢慢加次數，因其尚屬童稚，發育未全，漸漸使之改善或可庶幾，若已經長大成人，則計無所出矣。

案例 90

　　呂女士年 52 歲住中部通霄鎮，由其先生之姐介紹（其姐患心悸病相當嚴重，經我治愈），又經親友數人介紹，乃決定北上至診所求治，年已過半百，生活清苦，專做路邊賣檳榔、汽水等小生意，站立過久先是頭痛二、三天之間偶爾發作就藥店購買成藥腦新有效，漸漸服成習慣，而起先可止痛以後漸漸止不住痛且加劇，又再加克風邪口服液，起始亦可止痛，如今即連服多種成藥亦無法止痛，只能就醫治療也無法止痛，越痛越劇，夜間更痛，常在半夜突然痛醒，其痛如裂，繼則嘔吐大作，痛是從後頂開始，感冒咳嗽則更痛，連咳嗽都不敢，若實在無法忍耐而咳一下，則非但頭痛如劈更自覺頭中起沙沙之聲，病人越來越感恐怖，蹲下身時，必須非常小心地保持直立正位狀態，若頭的姿勢略為傾斜，立刻即痛且腦中有叮叮噹噹的聲音，若向前視自己足前部位，則視線朦朧，立刻須用手扶他物，否則便要傾跌，服任何藥僅稍稍好過一時立刻再發作而且情況更惡劣，於 5 月 11 日前來初診時，顏面手腳俱腫且有繃緊之感覺，痛至極時無法入睡，更且無法與人談話，自問已是人間地獄，已經了無生趣，候其脈沉遲乃痛極之故，舌苔白潤且胖嫩乃多服藥物之結果，故無法在切脈舌頭上獲結果，我沉吟良久，乃恍然大悟，其問題出在，頭部頸椎附近，因研究病情及主訴可以得到一些倪端，既然如此乃可處方：

　　羚羊尖二分　羌獨活各二錢半　細辛錢半　白芷二錢半　川芎三錢　防風二錢半　甘草錢半　黃芩二錢半　蔓荊子五錢　當歸二錢半　菊花三錢半　麥冬三錢　蒼朮四錢　木瓜三錢半　松節三錢　黃耆各錢半　桂附八味丸四錢　藿蘇葉各三錢半　五皮飲料八錢

囑連服三至五劑。

　　5 月 17 日二診，先服此方二劑，頭仍痛，但已經可以酣眠至天明，夜半不再痛醒，早晨醒後很舒服於是服完第三帖後，並連第四第五帖均不服，即立刻前來就診。

五皮飲料五錢　蒼朮四錢　吳茱萸錢半　全蠍二錢　白僵蠶三錢　明天麻三錢　烏梢蛇三錢　二活各三錢半　羚羊尖二分　細辛四錢　白芷川芎各三錢　防風三錢　黃芩三錢　麻黃八分　菊花五錢　當歸三錢　麥冬四錢　蔥白七個　蔓荊子一兩　龍膽瀉肝湯料一兩

囑服三劑。嗣後霍然全愈，其病若失，介紹別人來診時，極為高興。

案例 91

　　張女士年 66 歲，平時有晨起跑步的習慣，有一天清晨起身突然冷汗直流，毛骨肅然如遇鬼狀，人感到極為不舒服，嗣此之後每天清晨三時及清晨五時必然直冒冷汗，若直接從床上爬起身便感頭暈天旋地轉，到榮 X 醫院作澈底檢查，根據 X 光檢查正常，心電圖檢查發現病人心跳頻率極不平穩，有時七八十次有時心跳變慢可慢至每分鐘只跳四十次，在此當口胸悶氣急好像有瀕臨死亡之感，其血壓也不穩定，但大都均在 110～190 mmHg 左右，榮 X 要為她裝心律調節器，恰巧梁老師在她家，她與梁老師是從小同學，而梁老師曾患極厲害的尿酸症痛風，初來看時由她的兒子背負前來，經我完全治愈，對我深信不疑，更樂為介紹她前來應診，時為 5 月初診，病人面色灰敗，自言舉身無力，由上面的敘述可知是心律不整的病症，但何以必然在半夜 3～5 時發作，凡發作有定時必然為神經性否則必然為腸胃道消化代謝性，年齡已 66 歲，女性荷爾蒙降低，乃見高血壓，冷汗為神經緊張性的汗，其緊張之由來可能為高血壓之故，高血壓而用降血壓劑，久用則心臟負擔較大，設無足夠升壓荷爾蒙作拮抗則無法維持平衡。升壓荷爾蒙（在拙著之《傷寒論之現代基礎理論及臨床應用》中述之甚詳）厥為腎上腺素屬鄰苯二酚 catecholamine，腎上腺素在子夜分泌最為低潮須至清晨七八點以後漸漸分泌增多，此病人有晨跑習慣，跑的時間在清晨五時，因高血壓而服降血壓劑，腎上腺素分泌方將開始旺時，又大舉晨跑運動，此則血壓之升壓及降壓發生不平衡的拮抗狀態而發生心臟心跳之 stress 所構成，不須裝心律調節器亦可治愈處方不難：

　　　劉寄奴三錢半　炒山楂四錢　巨勝子四錢　雞子黃二隻　桃紅花各五錢　菊花三錢　當歸四錢　當歸尾四錢　川杜仲三錢　豬薟草一兩　北五味子二錢半　八百光三錢半　姜川連八分　石斛三錢　白朮散四錢　韭白三錢　熟附塊二錢半　吳茱萸一錢　炙甘草二錢　桂枝心各八分　小麥一兩

囑服三至五劑必然見效。

5月10日復診頭不暈，汗不出一切正常，高血壓亦漸漸正常，再處方作調理。

> 炙甘草一錢半　黨參鬚各二錢半　生薑二片　桂枝錢半　麥冬三錢　熟地三錢　麻子仁四錢　陳阿膠三錢　菊花四錢　劉寄奴四錢　白朮散四錢　八味丸八錢　韮白蔥白各四錢　川杜仲四錢　川連吳茱萸各一錢半

囑先服二劑，以後每星期一劑，可以庶幾矣，唯人已漸漸衰老運動固然是好事，因有高血壓仍須處處留神為要。

張女士治愈之後心神極為愉快更介紹其媳王女士前來請治，王女年43歲，因月經來後總是淋漓不止，曾用荷爾蒙治療經年，不太見效，又改就中醫服大劑補中益氣湯並加止血藥亦無效，如今臉色蒼白，身體衰弱，言語乏力，甚則不能久站，本為職業女性，因病而辭職在家，最近又就中醫而用大劑理氣活血破血之劑，則更趨衰弱，常常眼生黑花，瀕臨昏厥狀態，此病之所以不愈者乃病人脈細弦而數，可知雖為失血，乃是血液濃度不夠，血糖不夠利用之症，補中益氣活血破血，本來可以治療得相當不錯的。無奈用藥太急乃生要速則不達之事。方今之計，應先使血中成分養分調節後，再作調理。

> 龍眼肉三錢　木香錢半　黨參鬚各三錢　焦白朮四錢　遠志三錢　生薑二片　北五味子三錢　陳皮四錢　黃耆三錢半　玫瑰花七朵　黑炮姜錢半　陳阿膠三錢　九層塔根五錢　雲台子三錢　（五劑）

藥後精神頓覺一振，氣色好轉，月經淋漓中止，此時當用補中益氣湯矣，但不用止血劑，當用消炎劑、鎮靜劑，不必止血，亦不必破血活血，自然可愈。

> 黃耆三錢　當歸四錢　原白芍四錢　白朮四錢　蒼朮四錢　陳皮三錢　柴胡錢半　甘草一錢　升麻二錢　黨參鬚各三錢　雲台子三錢　九香蟲三錢　甘松三錢　川連黃柏各錢半　龍眼肉五錢　陳阿膠三錢

囑服五劑，嗣後每星期一劑，直至月經來時以觀後效，事後月經來時一切正常亦不再淋漓不止，遂即將上藥去雲台子改加茯苓桂枝丸二錢，再將此方五倍之量作成蜜丸日服三次，每次一錢五分飯後即可。

案例 92

鄔先生 58 歲上海人，善於經商，事業隆盛，其母親及太太均由我治療一經有年，我幾乎已經成了他家的家庭醫學顧問了，他素有糖尿病，如今益發加劇，血糖漸漸增高，即用西藥一直在控制如今也漸漸感到有控制不住之感，乃至人極易疲倦，少力氣，亦不想做事，不想去動腦筋，蓋思想不能像以前之集中，不但此也更在背後右肩處劇痛，連手臂都不能抬起來。此本為五十肩，乃肌纖維生硬化鈣化之故，尤其是有糖尿症則不異是雪上加霜，糖尿病更使一切症狀惡化，蓋本能促使血管硬化也。

　　路路通三錢半　威靈仙三錢　穿山甲二錢　乳沒藥各錢半　當歸五錢　桃紅花各三錢　桑枝三錢　椰子殼末一錢　三黃丸五錢　海桐皮六錢　雞血藤一兩　片薑黃三錢　二活各三錢　秦艽五錢

囑服三至五劑，初診時為 4 月 23 日。

於 5 月 10 日再診，服後毫無感覺，照痛不誤因其母之中風，其妻之膽結石均是我將之治愈所以對我仍有信心，因思藥後不效，非藥之過，乃我用藥太輕之過，尤其上方之重心有偏差，怪不得無效了，乃再處方：

　　麻桂各二錢　白人參二錢半　原白芍四錢　杏仁三錢　當歸頭尾各三錢半　熟附塊三錢　川芎三錢　荊芥四錢　木防己一兩　甘草錢半　小活絡丹錢半　八百光四錢　失笑散三錢　蜈蚣二條　龍膽草錢半　（三劑）

於 5 月 17 日前來三診，情況較好，痛亦減輕，手較易轉動，但要上舉尚不能，因非獨無力有僵直感，更且疼痛，其所以似不理想者與糖尿病有關，糖尿使血糖增加，血液濃度黏稠度增加血管硬化，當大舉用活血止痛劑，不需治風濕，止痛即可，若根本改善則血液改善，一切可以緩解。

　　柴胡二錢　當歸五錢　赤芍四錢　砂仁炒熟地四錢　桔梗三錢　枳殼三錢　桃紅花各三錢　地鱉蟲三錢　牛七錢半　全蠍二錢

烏梢蛇三錢　蜈蚣二條　甘露消毒丹三錢　龍膽草錢半　胡瓜一
兩　麥冬四錢　何首烏四錢　桑葉一兩

囑服三至五劑。血糖、三酸甘油脂及膽固醇自4月22日初診開始至5月17日三診大幅降低，情況更佳幾也不痛，手可上舉至160度。

加　八百光五錢　片薑黃三錢　仙方活命飲料八錢　牛膽末五分
秦艽三錢半　小活絡丹錢半

服三劑後用三倍量水泛為丸作調理即可。

案例 93

詹小弟弟 8 歲住台北蘆洲，易感冒常就附近西醫診所治療服藥打針注射點滴，習以為常，以後越發越厲害，一經感冒，先鼻涕直流繼則喘咳大作，一直咳到兩眼上翻，口吐白沫，口唇紫黑，兩拳緊握，尤在深夜更常發作，有如癲癇，蘆洲醫院住了三星期，治愈出院不久又大發，經人介紹來就初診時為 5 月 18 日，此病非癲癇，實是以前感冒，始終以消炎、止咳、退燒為主，喉頭之炎症，肺中之積痰均未解決，抗力日益衰弱，慢性過敏及炎症無法治愈，如今前債後債一併大發，用藥止咳消炎、退燒絕對無法治療，抑且愈形惡劣。

　　甜葶藶三錢　白僵蠶三錢　柴胡黃芩各三錢半　忍冬藤一兩　萬點金四錢　連翹三錢　三黃丸二錢　龍膽草錢半　麻黃二錢　葛根一兩　百部五錢　白芥子一錢　廣玉金三錢　川貝母一錢　乾薑八分　高良薑錢半　陳夏各錢半　（三劑）

5 月 8 日二診，前方三服後，效果很好，略有咳嗽，痰沫已經減少很多，再處方：

　　葦莖八錢　陳夏各三錢　忍冬藤一兩　連翹二錢　龍膽草錢半　全蠍錢半　蛇粉三錢　百部三錢　麻桂各一錢　白僵蠶三錢　橘紅絡各三錢　三黃丸三錢　桑白皮五錢　何首烏五錢　麻子仁丸三錢　川貝母牛黃解毒片各一錢　（三劑）

嗣後漸漸康復，因以八珍湯、銀喬散、麻黃湯合方作成散劑，日服三次每次一茶匙平，以作善後調理。

醫案索引

本索引之編碼規則按照案例編號（頁碼）進行排序，如：1(2) 為案例 1 第 2 頁。

動量
    因感冒後宿疾 or weak point 之發生病變和感冒併發症之辨別　32(88-89)
    服降血壓藥至心律不整　91(227)
    肺心症（cor pulmonale）　83(209)
    腹痛、腹脹　69(177)

心血管
    血癌與血液中 RES cell 受抑制的辨證　34(94-95)
    腦血栓　3(7-8)
    高血壓　19(54-56), 62(163)
    末梢血管硬化引起靜脈炎兼回流不良　26(71-72)
    顱外頭痛兼慢性鼻病　44(120)
    腦底出血波及延髓受壓迫　76(193-196)

血液淋巴
    胃機能不佳和禿髮　37(100)
    總淋巴管瘤　45(124)
    骨刺合併低血糖及低膽固醇　63(165)
    胃出血每次服藥後必發高燒　67(173)
    血液濃度不夠、血糖利用不夠至月經淋漓不斷　91(228)
    血液成分發生問題波及腸胃，而胃痛腹脹再波及皮膚而生疱疹　86(218)
    背後頸椎第二第四附近長瘤紅腫且痛　81(204)

免疫
    常打退燒針引起之免疫低下　30(84-85)
    過敏症致皮膚、鼻子、咽喉均過敏　47(129)
    類風濕關節炎（rheumatoid arthritis）　48(133)
    經常感冒常服西藥以致耳後淋巴腫脹發燒　70(179)

風濕病關節疼痛　80(202)
長期服用抗生素退熱藥治感冒而致免疫損害　85(216)

電解質
　鈣離子不正常　27(74-75)
　腹瀉影響之生理條件和改變　36(98)
　久瀉後致電解質不平衡　46(126)

水分代謝
　濾過性病毒感染的雙足疼痛如蟲咬刀割　38(102)
　內耳積水　87(220)

腸胃
　十二指腸潰瘍引起膽管膽囊黏連　7(19-22)
　腸有積滯引起 serotonin 分泌　8(23-25)
　胃下垂　18(52)
　神經性食道擴張，胃動量不正常　22(61-62)
　腸胃久病致機能委靡　51(138-139)
　腸瘜肉　74(187-189)

肝膽
　急性肝炎　6(15-18)
　肝硬化　24(65-67)
　膽結石劇痛　40(109)

鼻咽胸腔疾病
　喉黏膜因疹而過敏，延至耳咽管影響耳前庭區　1(1-3)
　長期鼻竇、副鼻竇炎失治引起肺氣腫　10(29-31)
　脊椎左右彎曲引起心跳異常，ANS 失常　12(34-37)
　咳血　14(42-44)
　氣喘咳嗽　23(63-64)
　聲帶麻痺　29(81-83)
　內傷性血流失常的胸痛、咳嗽　39(104-108)
　肺氣腫兼患感冒　41(111-113)
　顳外頭痛兼慢性鼻病　44(120)
　肺部患疾兼併腦栓塞型中風後遺症　49(135-136)
　氣喘　53(143)
　咽喉　60(158)
　過敏性鼻炎　72(183)
　支氣管發炎而喘　88(221)

慢性過敏及喉頭炎症，肺中之積痰未清　93(232)
神經系統
　　大腦浮腫　2(4-6)
　　腦血栓　3(7-8)
　　腦內生化物質變性 (hysteria)　5(12-14)
　　迷走神經興奮　8(23-25)
　　Hysteria　9(26-28)
　　感冒打點滴後頭暈嘔吐眼發直　30(84-85)
　　高血壓長期服用降壓劑致自律神經失調、失眠、便秘、十二指腸潰瘍　42(114)
　　神經緊張復加點滴注射致腦浮腫　52(141)
　　膈神經　61(160)
　　脊髓傳導不良　66(171)
　　頭劇痛　68(175)
　　自律神經不平衡的失眠　75(190)
　　失眠症　78(199)
　　皮下神經傳導失常　82(207-208)
內分泌系統
　　女性荷爾蒙過多　4(9-11)
　　副甲狀腺機能亢進　27(73-77)
　　服 estrogen 後導致肥胖　28(78-79)
　　神經質　55(146)
解剖上的病變
　　脊椎左右彎曲引起心跳異常，ANS 失常　12(34-37)
　　膽囊切除之病機和肝膽之生理影響條件　33(90-92)
　　Osteoarthritis　58(152-155)
　　全身肌肉痙攣　64(167)
　　內耳發炎　71(181)
　　風濕病關節疼痛　80(202)
　　Acetabulum 彎曲度不夠　89(223-224)
　　頭痛如劈，病變在頭痛頸椎附近　90(225)
神經內分泌
　　Serotonin 大量分泌　8(23-25)
　　Serotonin　15(45-47)
有關代謝之疾病
　　DM 引起之腎臟炎伴胸水　11(32-33)

DM 引起之血管炎　11(33)
長期服用抗癲癇劑使大腦受影響進而影響全身代謝　43(118)
老年雙足麻痺而無力　50(137)
感冒併發症　54(144-145)
DM 兼五十肩　92(230)
痛風兼糖尿病　65(169-170)

婦科
輸卵管阻塞　13(39-40)
子宮下脫　17(50-51)
懷孕後頭癢　25(68-70)
慢性胰臟炎　16(48-49)
四樓摔落後遺症　20(57-58)
流產　56(149)
骨盆腔炎　59(156)
經前絞痛　73(185)
產後感冒咳嗽　79(200)

其他
口腔疾病　57(150)
精神病　77(197)
運動力竭復加年老不堪疲勞，更加感冒症似重症肌無力、巴金森氏病、肌肉萎縮症　84(212-215)

國家圖書館出版品預行編目（CIP）資料

臨證特殊案件之經過及治驗 / 惲子愉著. -- 新北市：華藝學術出版：華藝數位發行, 2020.12
　面；　公分
ISBN 978-986-437-184-6 (平裝)
1. 中醫治療學 2. 個案研究
413.2　　　　　　　　　　　　　109016796

臨證特殊案件之經過及治驗

作　　者／惲子愉
責任編輯／楊雁婷
封面設計／張大業
版面編排／王凱倫

發 行 人／常效宇
總 編 輯／張慧銖
發行業務／吳怡慧
出　　版／華藝數位股份有限公司　學術出版部（Ainosco Press）
　　　　　地　　址：234 新北市永和區成功路一段 80 號 18 樓
　　　　　電　　話：(02) 2926-6006　　傳真：(02) 2923-5151
　　　　　服務信箱：press@airiti.com
合作出版／惲純和、葉姿麟
發　　行／華藝數位股份有限公司
　　　　　戶名（郵局／銀行）：華藝數位股份有限公司
　　　　　郵政劃撥帳號：50027465
　　　　　銀行匯款帳號：0174440019696（玉山商業銀行　埔墘分行）
法律顧問／立暘法律事務所　歐宇倫律師

ISBN ／ 978-986-437-184-6
DOI ／ 10.978.986437/1846
出版日期／ 2020 年 12 月
定價／新臺幣 500 元

版權所有・翻印必究　　Printed in Taiwan
（如有缺頁或破損，請寄回本社更換，謝謝）